Treichler – Die Seele war von Anfang an dabei

Markus Treichler (Hg.)
Volker Fintelmann | Johannes Reiner

Die Seele war von Anfang an dabei

Der umfassende Grundgedanke der Anthroposophischen Medizin

Eine Bestandsaufnahme nach hundert Jahren

INFO3 VERLAG

ISBN 978-3-95779-124-5

Erste Auflage 2020

Typographie und Satz: de·te·pe, Aalen
Umschlag: Frank Schubert, Frankfurt am Main
Druck und Bindung: CPI books, Leck

Inhaltsverzeichnis

Vorwort

Die Entstehungszeit der Anthroposophischen Medizin wird mit dem Jahr 1920 angegeben. In diesem Jahr fand der erste Kurs von Rudolf Steiner für Ärzt*innen und Studierende der Medizin statt. Es folgten in den nächsten Jahren weitere Fachkurse zur Medizin, bis 1925 (nach Steiners Tod) das zusammen mit der Ärztin Ita Wegman gemeinsam verfasste Buch *Grundlegendes für eine Erweiterung der Heilkunst nach geisteswissenschaftlichen Erkenntnissen* veröffentlicht wurde. Damit waren die Grundlagen für eine Anthroposophische Medizin gelegt. Vorarbeiten hatte es in den Jahren davor in Form öffentlicher Vorträge Steiners auch zu medizinischen und psychologischen Themen reichlich gegeben. Die berufsspezifischen Fachkurse gab es erst auf spezielle Nachfrage.

Der Initialvortrag für den ersten Medizin-Fachkurs fand am 6. Januar 1920 in Basel statt, mit dem Thema: *Die geisteswissenschaftlichen Grundlagen der leiblichen und seelischen Gesundheit*[1]. Unter den Zuhörer*innen dieses öffentlichen Vortrags war der Chemiker Dr. Oskar Schmiedel, der seit 1912 in München ein privates Labor betrieb, in dem auch Steiner öfter zu Besuch war. „Anfang 1920, so berichtet Dr. Schmiedel, hatte man den Eindruck, dass Rudolf Steiner sich intensiv mit Problemen medizinischer Art beschäftigte, und er sprach auch in einem öffentlichen Vortrag in Basel, dass es ihm eine große Befriedigung gewähren würde, vor Fachleuten über medizinische Fragen vom Standpunkt der Geisteswissenschaft aus zu sprechen. In seinem Einverständnis arrangierte Dr. Schmiedel mit einem Schweizer Arzt zusammen den ersten medizinischen Kurs Ostern 1920, der inzwischen unter dem Titel *Geisteswissenschaft und Medizin* als Buch erschienen ist. Zu diesem Kurs ließ Rudolf Steiner nur approbierte Ärzte und Medizinstudierende zu."[2]

Die Entwicklungen im folgenden Jahrzehnt (1920–1930) zeigen die enorme Potenz und Dynamik, die in den Anregungen Steiners für eine neue Medizin gelegen hatte: Es war in dem Baseler Vortrag, in dem Steiner die Anregung zu einer „intuitiven Medizin" aussprach. Dieser Vortrag war der Auslöser für den ersten Ärztekurs im selben Jahr, vom 21.03. bis 09.04.1920. Parallel dazu am 26.03.1920 fand das Votum *Zur Psychiatrie* in Dornach statt.

Die Themenbereiche der seelischen Gesundheit und der Psychiatrie standen also bereits zu Beginn der Entwicklung der Anthroposophischen Medizin an prominenter Stelle.

1921 war die Gründung des ersten „Klinisch-Therapeutischen Instituts", der späteren Ita Wegman-Klinik in Arlesheim bei Basel (15.06.1921), wie auch des „Klinisch-Therapeutischen Instituts" in Stuttgart (15.08.1921), Vorläufer der „Unger-Klinik" in Stuttgart, aus der dann 1975 die Filderklinik weiter entwickelt wurde; ebenfalls bereits 1921 die Begründung der „Futurum AG", später „Internationale Laboratorien und Klinisch-Therapeutisches Institut Arlesheim" (ILAG), woraus 1924 dann die Weleda entstand. 1930 folgte die erste Fachklinik für Psychiatrie, damals noch unter der Bezeichnung „Sanatorium Wiesneck" von Dr. Friedrich

Husemann, der späteren Husemann-Klinik in Buchenbach bei Freiburg.

Es ist deutlich: am Beginn der Anthroposophischen Medizin stand die Untersuchung der „geisteswissenschaftlichen Grundlagen der leiblichen und seelischen Gesundheit“, mithin auch die Frage nach seelischen Erkrankungen und ihrer Behandlung. Dieses Thema nannte Steiner gezielt im 13. Vortrag des ersten Ärztekurses, als er davon sprach, dass „insbesondere an drei Tatsachenreihen zuerst die mehr materialistisch gesinnte medizinische Richtung sich wendet zu der mehr geisteswissenschaftlich orientierten“, und dann nannte er die drei Bereiche: „Alles, was zusammenhängt mit den Geschwulstbildungen und namentlich mit ihrer eventuellen Heilung. Und es wird zutage treten bei einer wirklich rationellen Auffassung der sogenannten Geisteskrankheiten und dann bei den therapeutischen Erkenntnissen, die man sich wird erwerben müssen für das Anwenden äußerer Mittel, also Einreibungen, Einsalbungen und dergleichen.“[3]

Der besonderen Thematik eines Verständnisses seelischer Erkrankungen und ihrer auf der Anthroposophie basierten Behandlungsmöglichkeiten, speziell einer Anthroposophie-basierten Psychotherapie will sich das vorliegende Buch im zweiten Teil widmen.

Wir wollen im Weiteren keine historische Beschreibung geben, vielmehr wollen wir versuchen darzustellen, welche Impulse einerseits für ein neues, erweitertes Verständnis von Gesundheit und Krankheit sowie welche Impulse andererseits insbesondere für Psychiatrie, Psychosomatik und Psychotherapie in den Jahren ab 1920 von Steiner gegeben wurden, wie diese sich ausgewirkt haben, ob und was sich als fruchtbar erwiesen hat und ob noch Unausgeschöpftes zu finden und zu bearbeiten ist. Welche bisher unentdeckten, oder unzureichend gewürdigten Zukunftskeime sind vorhanden?

Der erste Teil des Buches ist dem Impuls zu einer *intuitiven Medizin* für Leib und Seele gewidmet, mit Darstellungen zu wesentlichen Aspekten einer solchen *intuitiven Medizin.*

Im zweiten Teil fokussieren wir den Blick auf die Impulse für Psychiatrie, Psychosomatik und Psychotherapie und beginnen, nach einer Begründung der besonderen Stellung von Psychiatrie und Psychotherapie innerhalb der medizinischen Impulse Steiners, mit einer eingehenden Betrachtung des Votums *Zur Psychiatrie*, das Steiner am sechsten Tag des ersten Mediziner-Kurses *Geisteswissenschaft und Medizin*, am 26. März 1920, gehalten hat, nach einem Vortrag des Psychiaters Friedrich Husemann. Es scheint uns offensichtlich, wie in diesem kurzen Beitrag bereits zukunftsträchtige Anregungen für die Psychiatrie angedeutet wurden. Im Weiteren werden die Anregungen im ersten Ärztekurs, besonders des 13. Vortrags aufgegriffen, in dem Steiner die Psychiatrie in einem besonderen zukünftigen Zusammenhang erwähnt, gemeinsam mit der Krebsbehandlung durch die Mistel und den „äußeren Anwendungen". Darüber hinaus werden natürlich auch die für die Psychiatrie, Psychosomatik und Psychotherapie relevanten Anregungen der früheren und folgenden Jahre berücksichtigt, soweit es uns heute möglich ist. Damit ist keine abschließende Stellungnahme gegeben, sondern eine persönliche „Momentaufnahme" zur Anthroposophischen Psychiatrie, Psychosomatik und Psychotherapie nach hundert Jahren, unter besonderer Berücksichtigung der Anthroposophie-basierten Psychotherapie.[4]

Die zahlreichen Hinweise Steiners vor allem in den 1920er Jahren zu den Themen Gesundheit, Krankheit, Heilung und die überall bei ihm anzutreffende Einbeziehung von Seele und Geist bei medizinischen Themen, die Berücksichtigung von seelischen Faktoren in Diagnose und Therapie, die Darstellung eines radikal neuen Krankheitsverständnisses für körperliche und seelische Erkrankungen und die Ansätze zu einer – auch medizinischen und therapeutischen – Seelenlehre, die auch Grundlagen für eine darauf aufbauende Psychotherapie bietet, haben noch so viel unausgeschöpftes Potenzial, dass darin fruchtbare Impulse liegen für zukünftige Entwicklungen besonders in Psychiatrie, Psychosomatik und Psychotherapie. Darauf will dieses Buch hinweisen.

Markus Treichler, im Frühjahr 2020

Anmerkungen

1 Steiner R., Die geisteswissenschaftlichen Grundlagen der leiblichen und seelischen Gesundheit, Vortrag vom 06.01.1920; in: Vom Einheitsstaat zum dreigliedrigen sozialen Organismus (GA 334), Rudolf Steiner Verlag Dornach 1983.

2 Spieß W., Vom Werdegang der Weleda; in: Beiträge zu einer Erweiterung der Heilkunst nach geisteswissenschaftlichen Erkenntnissen, 3. Jahrgang 1950, Heft 1/2, S. 43.

3 Steiner R. Geisteswissenschaft und Medizin, Vortrag vom 02.04.1920 (GA 312), Rudolf Steiner Verlag Dornach 1961, S. 246.

4 Treichler M. / Reiner J., Anthroposophie basierte Psychotherapie, Salumed Verlag Berlin 2019.

Teil I

Leibliche und seelische Gesundheit – Krankheit – Therapie

Kapitel I

Wir brauchen eine Intuitive Medizin

Dieses Kapitel möchte Anstoß geben zu einer Besinnung, was Rudolf Steiner von der Entwicklung der naturwissenschaftlich geprägten Medizin seiner Zeit erwartete, wenn sie sich von der von ihm erarbeiteten Geisteswissenschaft, der Anthroposophie, zu einem wirklichen Verständnis der leiblichen und seelischen Gesundheit des Menschen bereichern ließe. Er sprach sein Anliegen in dem Vortrag vom Dreikönigstag 1920 in Basel aus, dass „es das Ideal des Geisteswissenschaftlers wäre, einmal sich aussprechen zu können vor denjenigen, die ganz sachverständig sind" für das Lebensgebiet der Medizin[1]. Diese ganz wissenschaftlich orientierte Medizin hatte er zuvor sehr kritisch als methodisch unfähig bezeichnet, wirkliche Erkenntnisse über den gesunden und kranken Menschen zu gewinnen. Denn in ihrer ganz auf das Physische der Natur beschränkten Blickrichtung hätte sie den Menschen als Ganzheit ausgeschlossen. „Diese Naturwissenschaft, noch einmal sei es gesagt, legt ihren Hauptwert darauf, den Menschen ganz auszuschalten, indem sie intellektualistisch die Welt betrachtet und intellektualistisch mit den Experimenten zusammen Naturgesetze sucht". Und kurz davor: „Gerade an der Medizin zeigt sich so recht die Schattenseite der bloßen naturwissenschaftlichen Betrachtung, die übrigens mit Bezug auf die Anschauung über die bloße äußere Natur auch eine Lichtseite hat. In der Medizin ist die Schattenseite da"[2]. In der anthroposophisch orientierten Geisteswissenschaft würde der *ganze* Mensch aufgerufen, um über den Menschen und über die Welt Urteile zu gewinnen. Und Steiner verweist auf Goethe als Naturforscher und dessen anschauliche Art der Naturerfassung, die Steiner eine noch elementare oder instinktive nennt. Aus noch höherer Ausbildung dieses Goetheanismus gelange man zu den höchsten Höhen der Geisteswissenschaft. Er nennt als Beispiel seine Entdeckung des dreigliedrigen funktionalen Systems als leibliche Grundlage für die Seelenfähigkeiten von Denken, Fühlen und Wollen[3]. Diesen ganzen Menschen suche aus den Erkenntniskräften des ganzen Menschen die anthroposophisch orientierte Geisteswissenschaft zu erfassen. „Dadurch erlangt man eine intuitive Menschenerkenntnis, und man schafft den Weg zu einer intuitiven Medizin"[4]. Dieser erstmals von Rudolf Steiner und wohl auch später von ihm nicht mehr verwendete Begriff einer zukünftigen Medizin, die Natur- und Geisteswissenschaft in sich verbindet, taucht in seinen Abschlussgedanken (in der gedruckten Fassung des Vortrags die letzten vier von 22 Seiten) insgesamt siebenmal auf. Er muss ihm wichtig gewesen sein.

Intuition als Erkenntniswelt

Eine intuitive Medizin muss als Ausdruck einer Methode des Erkennens verstanden werden. Intuitives Erkennen beziehungsweise Intuition begleiten die Menschheit seit Jahrtausenden. Rudolf Gross, langjähriger Schriftleiter des *Deut-*

schen Ärzteblatts und bekannter Kliniker, widmete der Intuition im Januar 1988 ein umfangreiches Editorial[5]. In seinem Schlusswort formulierte er als Ergebnis seiner Gedanken: „Wir brauchen in unserer Diagnostik und Therapie die Trias: Empirie, Intuition, Logik". Bei seinem Versuch, die Intuition näher zu charakterisieren, nennt er ein unbewusstes Schließen im Kontext mit der Überzeugung anderer, dass die Intuition der Wahrheit entspricht (Intersubjektivität) und einen nachträglich logisch erbrachten Beweis. Für ihn sei allerdings durch diese mehr philosophische Diskussion für den ärztlichen Bereich nicht viel gewonnen. Und ein Verständnis von Intuition und ihrer Bedeutung für die Medizin gelingt ihm nicht.

Ganz anders bei Rudolf Steiner, der Intuition als die höchste Steigerungsform menschlichen Denkens beschreibt und sie zugleich mit dem Willenselement verbindet, sodass Intuition immer ein Handeln aus Erkenntnis intendiert, das er mit der moralischen Welt zusammensieht. Er spricht von moralischer Intuition im Zusammenwirken mit moralischer Phantasie und moralischer Technik[6], und begründet auf ihr die Idee der Freiheitswissenschaft[7]. In dieser Konsequenz wird erlebbar, wie entfernt von einer menschengerechten Auffassung eine nur naturwissenschaftlich orientierte Medizin ist, die ihre Wissenschaft dogmatisch vertritt, von *ihrer* Anerkennung abhängig macht, was wissenschaftlich sei, und so Andersdenkende beziehungsweise andere Erkenntnismethoden, zum Beispiel die der Anthroposophie, zu Glaubensinhalten diskriminiert. Das hat Ivan Illich schon 1975 in seiner extrem kritischen Bestandsaufnahme der modernen Medizin festgestellt[8]. Der Physiker Klaus Müller sprach von einer naturwissenschaftlichen Auffassung des 19. Jahrhunderts in der Medizin[9]. Je mehr die medizinische Wissenschaft sich auf apparative Untersuchungsergebnisse und deren Bewertung durch mathematisch-statistische Modelle stützte, desto mehr verlor sie den wirklichen Menschen aus ihrem Blick und stellte an seine Stelle einen solcherart ermittelten Normmenschen. Der Physiologe und Sozialmediziner Hans Schäfer dagegen sah, obwohl ganz der naturwissenschaftlichen Medizin verpflichtet, jedoch ihre zunehmende Vereinseitigung wahrnehmend, keinen Gegensatz von Intuition und Wissenschaft[10]. Ein Teil ärztlicher Diagnostik und Therapie, der Einfühlungsvermögen benutze und Anteilnahme am Schicksal der Kranken habe, sei intuitiv. Er bezeichnete die gegenwärtige Medizin als intuitionsfeindlich und sah das als einen Schaden für alle. Er forderte die Ärzteschaft auf, das zu erkennen und zu ändern.

Rudolf Steiner hatte in dem ersten Fachkurs für Ärzte zum Thema *Geisteswissenschaft und Medizin* im Frühjahr 1920 auf die intuitive Erkenntnisnotwendigkeit im ärztlichen Tun verwiesen, ohne seinen Begriff einer intuitiven Medizin noch einmal aufzugreifen. Dabei war dieser Ärztekurs unmittelbare Folge seines Vortrags vom 6. Januar 1920. Das dort ausgesprochene Anliegen, seine geisteswissenschaftliche Forschung mit Blick auf Gesundheit und Krankheit des Menschen vor „medizinischen Sachverständigen auszusprechen“[11], war von einem Zuhörer, dem Chemiker und Pharmazeuten Oskar Schmiedel, aufgegriffen worden, der im Einverständnis mit Steiner den Ärztekurs organisierte, an dem dann 34 Ärztinnen, Zahnärzte und Studierende der Medizin teilnahmen. Schon im ersten Vortrag macht er seine Zuhörer*innen darauf aufmerksam, „dass man das medizinische Wissen viel mehr nach dem Intuitiven hin arbeitet und man darauf kommt, dass von dem Talent, aus Formerscheinungen heraus auf das Wesen des menschlichen Organismus, des individuellen menschlichen Organismus, der in einer gewissen Beziehung krank oder gesund sein kann, Schlüsse zu ziehen, dass dieses intuitive Geschult-sein auf Formbetrachtung eine immer größere Rolle spielen muss in der Entwicklung der Medizin und nach der Zukunft hin"[12]. Und im achten Vortrag kommt dann die klare Aussage, als ein Einschiebsel in die Betrachtungen von Natur und Mensch: „[O]hne Intuition geht es in der Medizin absolut nicht"[13]. Sagt er hier schon einschränkend, der Arzt müsse für seine Anschauungen „etwas Intuition zu Hilfe nehmen", heißt es 1924 in dem letzten Kurs für Ärzte zusammen mit Priestern der Christengemeinschaft, im sogenannten *Pastoralmedizinischen Kurs*: Zum Verständnis der dort geschilderten abnormen seelisch-leiblichen Entwicklungen „gehört eigentlich die innere Gefühlssphäre des die Welt mit gutem Verstand, leidlicher Intuition auffassenden Arztes"[14]. Steiner erlebte die Begrenztheit und wohl auch Angst seiner ärztlichen Zuhörerschaft, den Bann der ihnen im Studium vermittelten, menschenfernen naturwissenschaftlichen Medizin zu brechen und sich mutig auf den Weg zu begeben, den Steiner schon 1904/05 *Wie erlangt man Erkenntnisse der höheren Welten?* nannte[15]. Er hatte deshalb schon Anfang des Jahres 1924 zwei Kurse ausschließlich für junge Ärzt*innen und Studierende der Medizin gehalten, in denen er wesentliche berufsspezifische Meditationen zur Vertiefung der dargestellten Inhalte einfügte[16]. Er wird damit die Hoffnung verbunden haben, seine Geistesforschung in die Seelen noch nicht so fest von Vorurteilen geprägter Menschen hinein zu pflanzen, die ihn um diese Unterrichtungen als Ausgleich für das ihre Seelen verödende Medizinstudium gebeten hatten.

Jede Intuition ist die Offenbarung eines geistigen Inhalts. Mein Weg war, sie an der wirklichkeitsgemäßen Anschauung von Natur und Mensch zu schulen und mich ihr durch Erüben der genannten berufsspezifischen Meditationsinhalte aus meinem geistigen Kern zu nähern beziehungsweise mich zu ihrem Organ zu bilden. Die Ergebnisse dieses Weges habe ich meinem Buch *Intuitive Medizin* mitgeteilt[17]. Den Weg als solchen möchte ich im Folgenden beschreiben.

Wege zum intuitiven Erfassen von Mensch und Welt

Ich werde im Folgenden diesen persönlichen Weg zur Ausbildung des Intuitionsorgans in kürzest möglicher Form schildern. Trotz des Persönlichen an diesem Zugang konnte ich meine Erfahrungen damit in über 20 Jahren meinen Mitarbeitern in der Abteilung für Innere Medizin und Gastroenterologie vorleben und in gemeinsamen Visiten, Besprechungen und Fortbildungen gedanklich und praktisch vermitteln. Entscheidend war dabei, dass immer reale Menschen Inhalt dieses Erübens waren. Nach Ausscheiden aus der Krankenhaustätigkeit habe ich dann weitere 20 Jahre meine Erfahrungserkenntnisse in vielfältigen Kolloquien und Kursen Teilnehmer*innen aller medizinischen Berufe durch die 1997 gegründete Carl Gustav Carus Akademie Hamburg weitergeben können. Obwohl dieser Weg zum intuitiven Erfassen des Menschen und der Natur mein persönlich gegangener ist, lebt in ihm auch etwas Allgemeines, das ich auf Goethe blickend einen Typus nennen möchte.

Der Weg intuitiven Erfassens dessen, was den Sinnesorganen von Mensch und Natur offenbar ist, erfolgt in drei großen Abschnitten. Ich habe sie als analytisch-beweisende, anschauend-vergleichende und physiognomisch-beschreibende Methode bezeichnet[18].

Analytisch-beweisende Methode

Mit ihr kann ich mich scheinbar am kürzesten fassen, ist sie doch der Anteil, den die naturwissenschaftlich-geprägte Medizin praktiziert. Die Urväter dieses Erkennens um Rudolf Virchow und Emil Du Bois-Reymond haben ihr drei streng einander folgende Schritte zugrunde gelegt:

1. die Beobachtung,
2. die Hypothesenbildung,
3. das Experiment.

Nichts wurde als wissenschaftlich akzeptiert, was nicht als erstes beobachtet wurde. Die an die Sinnesorgane gebundene Beobachtung (Wahrnehmung) war der Ausgangspunkt aller Erkenntnis, und nichts sollte als Wissenschaft gelten, was nicht aus ihr stammte. Die Hypothesenbildung schuf ein Urteil über das Beobachtete, hatte aber vorläufigen Charakter. Ihre Richtigkeit oder auch Falschheit wurde durch das dann folgende Experiment bestätigt oder verworfen (Verifikation beziehungsweise Falsifikation). Das gilt auch heute weitgehend unverändert[19]. Wobei eine „gewisse Vertracktheit" der Beweisführung durch das Experiment durchaus gesehen wird. Denn der Beweis hängt davon ab, ob die gewählte experimentelle Konstellation auch für die Fragestellung (Hypothese) wirklich geeignet ist. In die scheinbare Objektivität fließt durch den Menschen selbst als Experimentator nicht wenig Subjektives ein. Deshalb hat die Medizin ihre Wissenschaft mehr und mehr an Apparate und Automaten delegiert. Die unmittelbare Beobachtung am Menschen findet immer seltener statt. An ihrer Stelle erfolgt eine apparative Registrierung von Daten, die ursprüngliche Hypothesenbildung verwandelte sich in Formulierungen von Theorien, leider immer öfter auch zu Spekulationen, die Paradigmen genannt werden. Deren Gültigkeit hat oft keine lange Dauer und wird dann durch ein neues Paradigma ersetzt. Manche kritischen Stimmen sprechen von einer Halbwertzeit von wenigen Jahren. In gleicher Weise wäre die Konstruktion und Bauausführung einer Hochbrücke oder gar die eines Flugzeugs undenkbar. Das beweisende Experiment ist schließlich weitgehend an die erste Stelle der Erkenntnis getreten, zum Beispiel bei der Entwicklung neuer Arzneimittel. So können wir auch von einer experimentellen Medizin sprechen, die Beobachtung an Mensch und Natur ist in den Hintergrund getreten.

Bei den Gründern der modernen, naturwissenschaftlichen Medizin im 19. Jahrhundert und noch weit in das 20. Jahrhundert hinein war der Ablauf anders gemeint. Die Inspektion, Palpation und Auskultation am Menschen zusammen mit einer gründlichen Anamnese ergaben eine (vorläufige) Diagnose, quasi als Hypothesenbildung. Die daraus konzipierte Therapie war dann das Experiment zu ihrer Bestätigung. Man war sich bewusst, dass jede konkrete Therapie experimentellen Charakter hatte, mit ungewissem Ausgang. Man nannte dieses Vorgehen „ex iuvantibus“ – und schuf damit ein ethisches Problem.

Auch diese Situation hat sich nicht grundlegend geändert, auch nicht als Resultat von Studien einer Evidenz-basierten Medizin (EBM). In keiner solchen Studie als Doppelblindvergleich gibt es eine hundertprozentige Ansprechrate für das Verum, und es gibt immer auch „objektive“ Erfolge mit dem Placebo, oft in der Größenordnung von 30 Prozent. In der konkreten Behandlungssituation sagt das Studienergebnis nicht, ob ein*e Patient*in auch auf ein Placebo ansprechen würde, tatsächlich das Verum braucht oder zu der Gruppe zählt, bei der weder das eine noch das andere hilft.

Analytisches Denken zergliedert, richtet sein Erkennen auf das Teil, die Teile, erfasst jedoch die Ganzheit nicht. Sollte diese erkannt werden, bliebe nur der Weg der Zusammensetzung der Teile als ein großes Puzzle. Was bei der extremen Subspezialisierung der Ärzt*innen eine ungeheure Teamleistung erforderte. Goethe hat diese Wirklichkeit in seinem Lebensepos *Faust* so ausgesprochen: „Dann hat er die Teile in seiner Hand, fehlt, leider! Nur das geistige Band"[20]. Um dieses zu haben, braucht es Intuition.

Ein wesentliches Ergebnis der analytisch-beweisenden Methode ist der Befund. Auf ihn stützt sich vor allem die naturwissenschaftliche Medizin. Er erscheint fast immer als eine Zahl, die bestimmte Gewichtsverhältnisse wie Gramm pro Liter, Zellen in einem Raummaß wie Kubikmillimeter und Ähnliches angibt. Der Befund wird als absolut gesetzt und so gut wie nie mit der Zeit verbunden, obwohl er ja Ausdruck eines bestimmten Augenblicks ist, sowohl der Blutentnahme (etwa am Morgen oder Abend) als auch der Messung im Labor und anderes mehr. Jeder weiß, dass im Organismus kein Befund in der Zeit absolut ist, oft erheblichen Tagesschwankungen unterliegt oder abhängig zum Beispiel von Nahrungsaufnahme (Blutfette) oder Bewegung (Körpertemperatur) ist. Deshalb sind Befunde aussagekräftiger, wenn sie Ausdruck untersuchter Zeitabläufe sind, beispielsweise ein Blutzuckerbelastungstest oder eine Kreatinin-Clearance. Man kann sich durchaus empathisch mit Befunden verbinden. Ein schwer arthrotisch verändertes Hüftgelenk schafft ein ästhetisches Missempfinden, ebenso eine grobhöckerige Leberzirrhose, wenn man das jeweils gesunde Organ vergleichend im Blick hat. Was zur zweiten von mir genannten Methode überleitet. Befundorientierung ist nicht falsch, sondern unverzichtbar, doch nur *ein* Baustein. Befundkonstellationen können sehr hilfreich bei der Diagnosestellung sein, wieder als Beispiel: etwa bei degenerativen oder entzündlichen Leberkrankheiten. Man hüte sich nur, einen Befund absolut zu setzen und ihn nicht im Zusammenhang mit einer höheren Einheit zu denken.

Ein letzter Gedanke noch. Die Kraft des analytischen Denkens ist der *Zweifel*. Auf ihn gründet sich die ganze naturwissenschaftliche Denkart. Er ist für sie unverzichtbar. Und ist dennoch eine Seelenkraft, die dominant uns in eine Einseitigkeit treibt, die in der Verzweiflung enden kann. Sie braucht den Glauben als ihr ausgleichendes Gegenüber oder Gegengewicht. Das konnte in einer gelebten Naturwissenschaft bei einzelnen Forschenden erlebt werden, die so an ihre Hypothesen glaubten, dass sie diese trotz erkennbaren Risikos zuerst an sich selbst experimentell erprobten. Die Entwicklung des Herzkatheters durch den deutschen Chirurgen und Nobelpreisträger Werner Forßmann, der die Untersuchung zuallererst an sich selbst ausführte, sei ein Beispiel dafür.

Die analytisch-beweisende Methode ist ein von mir persönlich als unverzichtbar erlebter erster Schritt zu einem intuitiven Erkennen, doch heilsam nur im Kontext der beiden folgenden Schritte.

Anschauend-vergleichende Methode

Wieder ist das Ausgangsgeschehen die Beobachtung durch unsere Sinne. *Anschauung* bezeichnet nicht nur das Sehen, sondern umfasst alle durch unsere Vielfalt von Sinnesorganen mögliche Wahrnehmung. Ein entscheidendes Element dieses Erkenntnisvorgangs ist die Vorurteilsfreiheit. Das hat Goethe gegenüber der Natur praktiziert, das ist von ärztlicher Seite gegenüber den Patient*innen gefragt. Jedesmal muss die innere Haltung so sein, als ob ich das zu beobachtende Objekt ein allererstes Mal wahrnehme. Das setzt Übung voraus, sind wir doch alle heute mit vorgefassten Urteilen vollgestopft. Häufig sind es noch nicht einmal Urteile, sondern Meinungen.

Wenn alles eigene Denken in mir schweigt, kann ich ganz bei dem Anderen sein. Ein Ausdruck dafür ist als Beispiel das Zuhören. Ich bin ganz in dem Gesprochenen des Anderen, kein urteilender Gedanke mischt sich ein. Das ist eine Herzfunktion, die ich auch Lauschen nenne, denn sie ist mit der Stille verbunden. Ist es nicht sprechend, dass die Hinterwand des Herzens sogar anatomische „Herzohren" hat? Dieses vorurteilsfreie Hören übe ich auch in jeder Auskultation. Was nicht alles höre ich aus den Herztönen, den Lungen- oder Darmgeräuschen, wie eindrucksvoll sind Stenosegeräusche der Arterien, das typische Schwirren der Schilddrüse bei Überfunktion. Gleiches gilt für das Palpieren. Erfahrene Ärzt*innen können mit großer Sicherheit eine Leberpalpation differenzial-diagnostisch deuten. In asiatischen Kulturen wird die Pulsdiagnose gepflegt. Der Geruchssinn ist wichtig, er erkennt die speziellen Gerüche eines Leber- oder Diabeteskomas, aus dem Mundgeruch oder dem Schweiß lässt sich viel ablesen. Die Haut verrät der Inspektion ganz viel: sogenannte Leberhautzeichen, einen Ikterus, Dupuytren'sche Kontraktur bei Alkoholmissbrauch oder Diabetes, Besenreiservenen bei venösem Stau, das Caput medusae bei Pfortaderstau. Diese Beispiele sollen genügen, um das anschauende Element zu beschreiben. Und anders als der nüchtern registrierende Apparat bin ich immer mit meinem ganzen Menschsein beteiligt, mit meinem ästhetischen, mitfühlenden, auch sich distanzierenden Empfinden. Das zunächst noch unbewusst den Willen in mir anstößt, helfen zu wollen, ein Gesundes wiederherzustellen, gar zu heilen. Denn das mit dem Genannten verbundene Intuitive fordert infolge des Erkennens immer ein Handeln, in der Medizin die Therapie.

Zur Anschauung kommt das *Vergleichen* hinzu. Es ist unerlässlich, den gesunden Palpationsbefund einer Leber zu kennen, um ihn mit einem davon abweichenden kranken vergleichen zu können. Im Ideal wäre ein solcher Vergleich am gleichen Menschen zu machen, weil ich ihn auch als Gesunden kenne und untersucht habe: das praktizierte das wunderbare alte Hausarztprinzip, das heute selten geworden ist. Mein Großvater, praktischer Arzt in Berlin-Charlottenburg im ersten Drittel des vorigen Jahrhunderts, besuchte seine Patient*innen auch unaufgefordert. Nach dem eher ungewöhnlichen Vorgehen befragt, antwortete er ganz ruhig: „Wie soll ich erkennen, dass sie krank sind, wenn ich sie nicht auch als Gesunde kenne?" Wie gesagt ist das heute eher die Ausnahme. Deshalb erlangen Ärzt*innen die umfassende Anschauungskraft durch ständiges Üben. Jede Person, die in der Praxis vorstellig wird, wird von Kopf bis Fuß untersucht, auch wenn sie vielleicht nur wegen eines Hustens kommt. Ich muss Hunderte Male Fußpulse getastet haben, die Leber palpiert, Herz und Lungen auskultiert haben, um eine Zuverlässigkeit des dabei Erlebten und die damit verbundene Einschätzung zu gewinnen. Das ist dem Musiker oder der Musikerin vergleichbar, die auch zeitlebens Übende bleiben, selbst wenn sie das eigene Instrument längst meisterlich beherrschen. Ärzt*innen allerdings sind Musizierende*r und Instrument zugleich. Was wichtig zu wissen ist. Denn so wie beim Musizieren nur dann der rechte Klang entsteht, wenn das Instrument zuvor gestimmt wurde, braucht auch jede*r Ärzt*in die richtige Gestimmtheit, um der eigenen Anschauung Objektivität zu geben. Selbst tief melancholisch gestimmt, wird sich das eigene Erleben dunkel färben, eine stark sanguinische Prägung hingegen zu einem oberflächlichen Erleben führen. Was zeigt, dass dieser methodische Erkenntnisschritt ganz aus der Subjektivität entsteht, im Zufügen des Vergleichens jedoch verobjektiviert wird. Zugleich bildet sich aus diesem reproduzierenden Üben ein für alle ärztliche Kunst und Fertigkeit entscheidendes Element: die Erfahrung. Es war ein fataler Fehler, wissenschaftliche Medizin und Erfahrungsmedizin als gegensätzlich zu deklarieren. Wissenschaft kann, ja darf nie außerhalb von Erfahrung existieren. Das wusste auch David Sackett, als er die Evidenz-basierte Medizin beschrieb. Er charakterisierte sie als Summe oder Synthese von *äußerer* und *innerer* Evidenz. Erstere umfasste alle Ergebnisse wissenschaftlicher Untersuchungen, als höchsten Standard die Placebo-kontrollierte Doppelblindstudie; letztere umfasst die gesättigte Erfahrung aus langjähriger Praxis [21]. Doch letztere wurde zunehmend aus der schulmedizinischen Praxis eliminiert. Ich habe in der Diskussion um Pro und Kontra einer wissenschaftlichen, Studien-basierten Medizin und einer Erfahrungsmedizin oft die rhetorische Frage gestellt: „Möchten Sie lieber von einem Arzt behandelt werden, der alle Studien kennt, doch wenig praktische Erfahrung hat, oder von einem erfahrenen Arzt, der auch die Ergebnisse passender Studien kennt“? Die Antwort war immer klar, auch wenn sie von Vertreter*innen der medizinischen Wissenschaft kam! Wir werden sehen, dass sich das intuitive Erkennen stark mit Erfahrenheit beziehungsweise Erfahrung verbindet.

Goethe schaute auf die lebendige Natur, er sprach von Organik. So richtet sich auch in der Medizin die anschauend-vergleichende Methode auf das Leben im Menschen. Dieses drückt sich im *Befinden* aus. Erzählt der Befund viel von der physischen oder stofflichen Ebene unseres Leibs, so das Befinden von seiner lebendig-funktionellen. Jede Befindensstörung ist gleich wichtig wie jeder Befund. Im realen Leben empfindet der Mensch die Befindensstörung, zum Beispiel den Schmerz, viel beeinträchtigender als ein zu hohes Cholesterin auf dem Laborblatt. Er nimmt die Befindensstörung ernst, möchte sich wieder wohlfühlen. So sollte auch die Medizin wieder lernen, gestörtes Befinden ernst zu nehmen und nicht geringschätzig von „nur“ Befindensstörungen zu sprechen. Sie sind Ausdruck von gestörtem Leben und zugleich gestörter Funktion. Denn alle Funktionen des Organismus sind Äußerungen des Lebens. Ein toter Organismus verliert in Kürze alle Funktionen. Deshalb ist der Begriff funktioneller Krankheiten durchaus richtig. Er muss nur so ernst genommen werden wie eine befundgestützte Erkrankung. Die gut definierte funktionelle Dyspepsie sei hierfür ein Beispiel, ein anderes die funktionelle Tachycardie. Die wissenschaftliche Medizin definiert dann „ohne organischen Befund“. Als ob ein Organ *ohne* Leben existieren könnte? Auch nach dem Tode nicht, es zerfällt oder verwest. Und muss für die Anatomie deshalb mit Formalin fixiert werden.

Wir können zugleich entdecken, dass auch jedes Organ empfindend – das heißt beseelt – ist, manches tief unbewusst (die Leber), manches dem Bewusstsein ganz nahe (der Magen). Dieses Empfinden, das noch nicht Gefühl ist, äußert sich in vielfachen Stimmungen, als Ganzes in der Gestimmtheit. Auch sie kann anschauend-vergleichend wahrgenommen werden. Warum fragen wir denn einen anderen Menschen: Geht es dir gut? Man erlebt oder „sieht“ doch die Traurigkeit oder den Schmerz des anderen, die Fiebrigkeit einer Sucht oder Verspanntheit von Zwängen. Eine intuitive Medizin wird nicht nur Befinden und Gestimmtheit genauso wesentlich nehmen wie alle Befunde, sie wird auch mehr und mehr differenzieren, welche Art des Befindens, welcher Aspekt einer Stimmung zu welchem Organ gehört. Das wird das Verständnis, die Diagnose enorm erweitern, vor allem aber der Wirklichkeit des Menschen viel näherkommen als die Abstraktion tabellarisch gelisteter Normbefunde beziehungsweise ihrer Abweichungen von der Norm[22]. Diese Wirklichkeit Mensch wird noch tiefer erfasst durch den nun folgenden dritten Schritt intuitiver Erkenntnis.

Physiognomisch-beschreibende Methode

Finden wir mit den ersten beiden Erkenntnisfeldern, der analytisch-beweisenden und der anschauend-vergleichenden Methode, noch einen Typus Mensch als eine Art viertes Naturreich neben Mineral, Pflanze und Tier, treffen wir mit der jetzt darzustellenden physiognomisch-beschreibenden Methode auf die Individualität. Nun wird jeder Mensch als eine Art für sich erkannt. Wie eindrucksvoll hat das die moderne Wissenschaft von der Einzigartigkeit des Menschen, die Immunologie, aufgezeigt. Wie großartig formulierte der schwedische Immunologe Hans Wigzell 1994 auf einem Kongress im schwedischen Järna, an dem ich teilnehmen konnte: „Alle unsere Fakten der immunologischen Forschung zeigen, dass jeder Mensch sein einzigartiges Immunsystem hat, von dem es keine Kopie gibt". Wie sonst könnte es sich auch anders als Selbst von allem Nicht-Selbst, allem Fremden unterscheiden? Bis in jedes Organ hinein, ja bis in jede einzelne Zelle ist der Mensch individuell geprägt. Das wurde auch durch die Organtransplantationsmedizin eindrucksvoll belegt.

Mit dem Begriff Physiognomie soll beschrieben werden, wie sich dieses Individuelle sinnlich erfassbar Ausdruck verschafft. Ein Extrem bildet die sogenannte Fingerlinienzeichnung, die als Fingerabdruck in der Kriminologie zur Identifizierung einer Person herangezogen wird, vergleichbar auch dem genetischen Fingerprint. Eingeschränkt beschreibt Physiognomie den Gesichtsausdruck. Ich meine sie umfassender für alle sinnlich-erfassbaren Erscheinungen, die unsere Individualität ins Leibliche prägt. Neben der Mimik auch die Gestik, den Sprachklang, den Händedruck, den Gang eines mir begegnenden konkreten Menschen. Im Kopf und besonders im Antlitz mag sich der individuelle Mensch als Person am unmittelbarsten ausdrücken. Deshalb reicht wohl in der ganzen Welt ein Passfoto vom Kopf zur Identifikation einer Person aus. Ich selber konnte noch an der Heidelberger Universität bei Professor Mechelke von der Medizinischen Abteilung (Innere Medizin) an seiner fakultativen Vorlesung *Das Gesicht des Kranken* teilnehmen. Schon 1958 wurde sie nur noch von fünf daran interessierten Student*innen wahrgenommen. Es war beeindruckend, mit welcher Sicherheit uns Professor Mechelke die Unterschiede von Herz-, Leber-, Magen- oder Nierenkranken vermitteln konnte. Der anthroposophische Arzt Norbert Glas hat seine Erfahrungen in seinem Buch mit dem sprechenden Titel *Das Antlitz offenbart den Menschen* schriftlich niedergelegt[23], Rudolf Steiner spricht von dem Bild, das der Mensch von sich leiblich-seelisch schafft, welches man ähnlich lesen oder erleben lernen müsse, wie man vielleicht einem gemalten Bild eines Raffael oder Rembrandt begegnet und sich ihm erlebend gegenüberstellt. Man käme doch nie auf die Idee, Leinwand, Farbe oder Pinselgröße zu analysieren, um herauszufinden, was einen von dem Bild beeindruckt, welche Empfindungen es in einem auslöst[24]. Es ist frappierend, was alles schon ein Mensch von sich äußert – wir sagen: verrät –, wenn wir ihm die Hand geben, wenn wir seinen Gang beobachten. Deshalb empfiehlt es sich, jede*n Patient*in persönlich aus dem Wartezimmer in das Sprechzimmer zu holen und zu begleiten. In diesem Moment beginnt dann schon das Diagnostizieren, das im geschlossenen Raum fortgesetzt wird. In der „Liegeanstalt", was Klinik bedeutet, hat es das behandelnde Personal meist schwerer, diesen primären Eindruck zu gewinnen, begegnet es dem Menschen doch meistens, wenn er schon im Krankenhausbett liegt. Da fehlt dann auch die Wahrnehmung von Kleidung, die sprechend sein kann, von der ganzen Haltung eines Menschen.

Bei der physiognomisch-beschreibenden Methode ist das Wahrnehmen von Proportionen wichtig. Wie ist das Verhältnis von Stirn, Nasen-Mund-Partie und Kinn? Wie lang sind die Arme und Beine im Verhältnis zum Rumpf? Wie sind die Finger- oder Zehenformen, einzeln und untereinander? Hat der Mensch einen Hals oder sitzt der Kopf quasi direkt zwischen den Schultern? Endlos lassen sich solche Fragen entdecken, immer mehr verraten ihre Antworten etwas von der Besonderheit dieses konkreten Menschen. Früher wurde auch der Begriff der Konstitution gelehrt; Kretschmer schuf Anschauungsbegriffe vom Pykniker, Astheniker oder Leptosomen. Mit allem wird etwas von der Persönlichkeit erfasst, was sinnliches Erscheinungsbild der Individualität ist. Diese ist das Geistige in uns, unser eigentliches Wesen, das Rudolf Steiner schlicht „Ich" nennt, wo Aristoteles von Entelechie sprach, was im Christlichen auch das Ewige in uns meint. Und das ein Ganzes ist, unteilbar! Und urgesund! Auf diese Ganzheit ist intuitives Erkennen gerichtet, und nur Intuition ist fähig, ein Ganzes als solches, ungeteilt, zu erkennen.

Mit dieser Erkenntnismethode begegnen wir nicht nur äußeren Erscheinungsformen, sondern auch dem Denken, Fühlen und Handeln (Wollen) des anderen Menschen. Rudolf Steiner formulierte in seinem Buch *Theosophie*, dem er den Untertitel *Einführung in übersinnliche Welterkenntnis und Menschenbestimmung* gab, prägnant: „Der Menschenleib hat einen dem Denken entsprechenden Bau“[25]. Was für eine unfassbar umfassende Anthropologie ließe sich auf diesen Satz aufbauen. Nicht mit dem Gehirn, mit dem ganzen Leib denkt der Mensch! Von Herzdenken wird manchmal schon gesprochen, doch was bedeutet Leber-, Nieren-, Muskeldenken? Ansätze dazu sind vielleicht gemacht, doch welchen Erkenntnisumfang wir in der Ausarbeitung dieses Satzes erfahren könnten, ist noch gar nicht wirklich erlebt. Man stelle nur einmal die Überlegung an: durch sorgfältige Beobachtung der Eigenart des Denkens eines speziellen Menschen werde ich auf ein Organ verwiesen, vielleicht auf eine veranlagt (konstitutionelle) Schwäche oder Deformierung. Oder es entstünde die Möglichkeit, Krankheitsanlagen in statu nascendi zu entdecken, ihnen so früh therapeutisch begegnen zu können, dass sie nicht zu ihrer Manifestation fortschreiten könnten.

Und gleiches gilt für das Fühlen. Auch hier finden wir eine klare Aussage Rudolf Steiners, die uns leitend werden kann: „[D]as Gefühlsleben des Menschen ist einfach die seelische Spiegelung des Krankheitslebens“. Und wenige Sätze später: „Man kann, wenn man solche Dinge beobachten kann, lange Zeit bevor die Krankheit physisch zu diagnostizieren ist, in dem nicht mehr Funktionieren des Gefühlslebens das Herankommen der Krankheit konstatieren. Die Krankheit ist nur ein abnormes Gefühlsleben des Menschen“[26]. Dem brauche ich nichts hinzuzufügen, außer wieder aufmerksam zu machen, welches völlig neue Feld für eine wahre Frühdiagnostik organischer Erkrankungen sich eröffnet. Und welche Möglichkeiten für eine anthroposophisch-basierte Psychotherapie[27].

Auch für das Wollen möchte ich an eine Aussage Rudolf Steiners anknüpfen, die er zukünftigen Heilpädagog*innen vermittelte. Er spricht über Willensdefekte und berichtet von einem Menschen, der mit der Tram nach Basel fahren will, aber – wenn sie kommt – unfähig ist einzusteigen. Und wie eine solche Willensstockung mit der Leber zusammenhängt, denn die Leber „ist im eminentesten Sinne dasjenige Organ, das dem Menschen die Courage gibt, eine ausgedachte Tat in eine wirklich ausgeführte umzusetzen"[28]. Hier wird also eine Übertragungsaufgabe vom Gedachten ins Getane konkret mit einer Organfunktion verbunden. Auch das müsste nun differenziert für den ganzen Organismus und seine Organe ausgearbeitet werden, und erneut würden die diagnostischen Möglichkeiten unendlich vervielfältigt.

Mir ist sehr bewusst, dass ich in Andeutungen des Möglichen verbleibe. Das hat verschiedene Gründe. Einer ist, dass dieser Text ja nur eine Orientierung sein soll, warum die Medizin Intuition braucht. Ein anderes ist Ausdruck davon, dass ich selber mich ganz am Anfang einer von Intuition durchdrungenen Medizin stehend sehe, zwar einiges schon ausarbeiten konnte, doch viel mehr noch auf Ausarbeitung wartet. Und von mir nicht mehr zu leisten ist, weil ich hier keine gedanklichen Theorien vermittle, sondern praktisch erworbenes, aus Übung gewonnenes Wissen. Was ich hier und andernorts davon mitgeteilt habe, ist Ergebnis der angewandten dreistufigen Methode über viele Jahrzehnte praktischer Arzttätigkeit. Und weist auf etwas hin, was mir von Anfang an bewusst wurde, als ich als Medizinalassistent in einem kleinen Krankenhaus nördlich von Hamburg beginnen durfte, von der Theorie des Studiums zur Praxis ärztlichen Denkens,

Fühlens und Handelns zu wechseln: Meine wirklichen Lehrer*innen sind nicht die von der Universität oder Fortbildungen und Kongressen. Es sind die realen Patient*innen, die sich mir anvertrauen und mir erlauben, mit ihnen Lehr- und Wanderjahre zu gehen. Deshalb sei ihnen allen auch dieser Text gewidmet.

Zu der physiognomisch-beschreibenden Methode, die so etwas wie die Meisterstufe intuitiven Erkennens ist, gehören zwei weitere Elemente, die so umfassend sind, dass jede*r Leser*in verstehen wird, wenn ich sie lediglich nenne und nur ganz kurz anspreche. Es sind zum einen die Biografie, der Lebenslauf des Menschen, zum anderen das in ihm wirkende Schicksal, von Rudolf Steiner mit einem orientalischen Begriff auch Karma genannt.

Das Wort Lebenslauf beschreibt so schön, was Leben in der Zeit ist. Lauf bedeutet schon ein gewisses Tempo, Gang ist gemächlicher. Für viele Menschen müsste es heute Lebensrennen heißen, wobei immer die Frage ist, wer sie rennen heißt. Biografie ist neutraler, lässt einen nicht gleich nachdenken. In der Anthroposophie gibt es gewisse rhythmische Gesetzmäßigkeiten, von denen der Siebenjahresrhythmus am bekanntesten ist. Und Steiner machte darauf aufmerksam, hier auf die Tempi zu achten: ob im normalen Maß, beschleunigt, verlangsamt[29]. Auch damit verbinden sich Gesundheit und Krankheitstendenzen. Er nannte das Beschleunigen ein „seelisch determiniert Werden“ (Zwänge), das Verlangsamen ein „leiblich determiniert Werden“ (Süchte). Dem Lebenslauf zugrunde liegt ein Lebensplan, mit dem der Mensch aus der vorgeburtlichen Zeit in sein Erdenleben tritt. Er hat ihn als Essenz vergangener Existenzen zusammen mit seinem dauernden Begleiter, einem Engelwesen und höherstehenden

Hierarchien, für die Organe auch mit Planetengeistern, vorbereitet. Mit der Geburt vergisst er diesen Plan um der Freiheit willen. Sein Lebenslauf beinhaltet auch, die Inhalte des Lebensplans mehr und mehr neu zu entdecken. Der US-amerikanische Psychoonkologe Lawrence Le Shan sprach übrigens von der Lebensmelodie, was der Biografie den Anteil einer (musikalischen) Komposition gibt[30]. Wichtige Hilfe bei der Neuentdeckung von Lebensplan und Lebensmelodie kann von ärztlicher und psychotherapeutischer Seite kommen, oder auch vonseiten priesterlicher Seelsorge. Eine Krankheit kann den Anstoß geben, nach dem Plan zu forschen, aus ärztlicher Sicht kann sie wesentliche Erkenntnisse vermitteln. Deshalb lautete meine Frage an mein Gegenüber weniger „Willst du gesund werden?" als „Wozu willst du gesund werden?". Was ist dein Ziel, für das du die Krankheit nutzen und sie zugleich überwinden willst, was dann heilen heißt. „Denn die Krankheit erreicht erst ihren Sinn, wenn sie geheilt wird" [31] [32]. Wie viele Krankheitsgeschichten könnte ich aus dem Stegreif darstellen, an denen sich diese Gesetzmäßigkeit ablesen ließe. Vergangenheit, Gegenwart und Zukunft müssen innerhalb der Behandlung gemeinsam angeschaut werden, um den Sinn einer Krankheit als große, tiefe Frage des Lebens zu entziffern und mit der Therapie, mit der Heilung die Antwort darauf zu geben. Da gerät auch die Freiheit noch einmal in den Blick.

Eines meiner ersten Studienbücher in der Begegnung mit Anthroposophie war ein in München 1907 von Rudolf Steiner gehaltener Vortragszyklus *Die Theosophie des Rosenkreuzers*. Darin fand ich – unter anderem – einen Satz, der mein Sein ergriff und ein spontanes Ja in mir hervorrief: „Wir sind die Sklaven der Vergangenheit, aber die Herren der Zukunft"[33]. Noch einmal: Eine Intuitive Medizin kann nur eine

Freiheitswissenschaft sein! Und jede*r beantworte die Frage für sich, wie freilassend die moderne naturwissenschaftlich geprägte Medizin heute ist, bis in ihre sozialen Gegebenheiten hinein.

Und nun kommt noch der Blick auf das Karma hinzu, das Schicksalsgesetz, wie Steiner es auch nannte. Es hat etwas Unerbittliches und etwas ganz und gar Freilassendes. Aus Steiners Anschauung sollten Ärzt*innen Karma-Erkenntnis ausbilden. Und sie sollten mit dem Karma der Patient*innen arbeiten, aber *nie* gegen es etwas erreichen wollen, gar im Heilen[34]. Wie sprechend ist hierfür das Grimmsche Märchen vom *Gevatter Tod*! Aus meinem Erleben ist Karmaforschung ein sehr zukünftiger Aspekt, weil sie auf einen anderen Menschen bezogen eine hohe moralische Entwicklung und auch Verantwortung erfordert. Doch wirkt Karma in jede konkrete medizinische Situation hinein, meistens unbewusst bleibend. Intuitive Medizin ohne ein Wissen von den Karmagesetzen ist für mich nicht denkbar.

Meditative Vertiefung

Ich kann kein wirkliches Bild einer von mir gelebten Intuitiven Medizin geben, ohne den Anteil meditativen Übens an ihr zu erwähnen. Die drei Erkenntnismethoden werden durchdrungen mit Seelenkräften, die nur auf meditativem Wege ausgebildet werden können. Ich werde drei Meditationstexte herausgreifen, die ich in direkter Verbindung mit den drei Erkenntnismethoden erlebe. Sie sind auch berufsspezifisch, die ersten beiden jungen Ärzt*innen, die dritte Ärzt*innen und Theolog*innen (Seelsorgenden) anvertraut[35]. Rudolf Steiner hat eine große Anzahl solcher Meditationstexte und Mantren vermittelt, jeder Mensch wird die ihm helfenden Texte finden. Die hier von mir geschilderten sehe ich in unmittelbarem Zusammenhang mit einer Intuitiven Medizin.

Die Besonderheit anthroposophischer Meditationen kann darin erlebt werden, dass sie von einem ganz wachen Bewusstsein getragen werden und an das Denken anknüpfen. Ein Denken allerdings, das sich frei macht von allen Eindrücken, die von der Sinnenwelt herrühren, das ganz „leer" im Ich wartet, mit Inhalten gefüllt zu werden. Es ist sinnvoll, wahrscheinlich unerlässlich, dieses Denken übend vorzubereiten. Rudolf Steiner nannte sechs „allgemeine Anforderungen, die ein jeder an sich selbst stellen muss, der eine okkulte Entwicklung durchmachen will". Sie werden allgemein „Nebenübungen" genannt, obwohl ich sie als Grundübungen bezeichnen möchte[36]. Deren erste ist die Gedankenkontrolle, das Erüben eines aktiv geführten Denkens, in welchem sich ein Gedanke konsequent an den vorausgehenden Gedanken anschließt, ohne Umwege, ohne Abweichungen. Das erfordert eine hohe Konzentrationsfähigkeit und ist fast für jeden ein längerer Übungsweg. Es schafft jedoch beste Voraussetzungen für die Vertiefung in einen längeren Meditationstext.

Die erste Meditation (siehe Anhang) handelt von Maß, Zahl und Gewicht. Sie befähigt die Seele, das analytisch-beweisende Erkennen geistig zu durchdringen und es aus der Abstraktion zu befreien. Denn „die göttlichen Weltenmächte haben angeordnet das Leben nach Maß, Zahl und Gewicht"[37]. Und Rudolf Steiner fährt fort: „Für den Arzt aber handelt es sich darum, wirklich Maß, Zahl und Gewicht im Menschen zu finden". Hierfür hilft der Meditationstext, der Maß mit dem Fieber, Zahl mit dem Puls und Gewicht mit dem Stoff verbindet. Es sind die Gegenmächte, die aus diesen kosmischen („göttlichen“) Gesetzmäßigkeiten die Abstraktion von Messen, Zählen und Wiegen gemacht haben.

Die zweite Meditation führt uns zum Erleben von zwei Grundkräften in Seele und Leib, der *Leuchtekraft* und der *Schweremacht*. Sie wirken im Organismus gestaltend, in der Leuchtekraft das Geist-Ich, in der Schweremacht der Gottes-Geist. Ihr Gemeinsames ist ein Begegnen. Es darf aber nicht die Leuchtekraft die Schweremacht ergreifen noch diese jene durchdringen. Sie müssen zusammenwirken und dennoch durch ein Drittes getrennt gehalten werden. Das ist die Aufgabe des Ichs; das ständig ein für jeden Ort im Organismus richtiges Gleichgewicht herstellt, welches immer ein dynamisches, kein statisches ist. Mit dieser Meditation stärken wir das anschauend-vergleichende Erkennen, welches Leben (Befinden) und Empfindung (Gestimmtheit) erfasst.

Die dritte Meditation führt zur göttlichen Trinität, zur Welt der Schöpferkräfte. An ihr ist entscheidend, dass sie einen Weg beschreibt, den ich (Ärzt*in, Pflegende, Therapeut*in) willentlich gehe. Die Anfangsworte klingen wie ein Versprechen, wie ein Gelöbnis. Der Weg führt zum Vater, zum Geist und zu Christus, dem Sohn, und lehrt mich den Geistesmenschen (die Individualität) im Erdenmenschen wahrzunehmen. Sie befähigt mich zum physiognomisch-beschreibenden Erkennen. Und führt zur Intuition.

Intuitive Medizin

Alles bis hierhin Dargestellte ist ganz persönlicher Ausdruck meiner fast 60-jährigen, praktischen Arzttätigkeit. Die Inhalte sollen niemand drängen, sie sich zu eigen zu machen, oder gar – wie es heute vielfach geschieht – ideologisch überzeugen, es sei so und nicht anders. Sie möchten Anregungen sein, das eigene Tun in welchem medizinischen Beruf auch immer durch Steiners Aufruf zum Begründen einer Intuitiven Medizin zu befruchten. Ich bin mit Rudolf Steiner davon überzeugt: eine zukünftige, den Menschen in seiner leiblichen, seelischen und geistigen Wirklichkeit und Ganzheit erkennende Medizin wird eine Intuitive Medizin sein. Es geht nicht um ein äußerliches Verbinden von Natur- und Geisteswissenschaft in der Medizin, nicht der sogenannten Schulmedizin mit Anthroposophie, sondern um ein Erarbeiten und vor allem Praktizieren einer von der Wirklichkeit Mensch ausgehenden Erkenntnis, die zu einer Menschenerkenntnis und Menschenheilungskunst führt, wie es Rudolf Steiner in dem Vortrag vom 6. Januar 1920 in Basel nennt[38]. Oder auch zu Menschenverständnis und Menschenliebe als Grundelemente aller Medizin. In ihr können sich alle medizinischen Systeme und Anschauungen zusammenfinden, alle können die Bausteine des Gebäudes „Intuitive Medizin" werden. Da braucht es nicht die Glaubenskämpfe des rechten Wissens, keine Schulmedizin und das Gegenüber von komplementären Medizinen wie Homöopathie, Ayurveda, Traditionell Chinesische oder Anthroposophische Medizin. Da ist auch der neue Begriff einer Integrativen Medizin nur tragfähig, wenn er so verstanden und auch realisiert wird, dass alle Teile als aus einer gemeinsamen Wurzel gewachsen gesehen werden, die intuitive Erkenntnis heißt. Die Medizin braucht eine neue, dem Menschen gerecht werdende Erkenntnismethode. Sie kann keine Mischung von vielem Alten sein, sie braucht einen wirklichen Neuanfang. Wobei aller Anfang auf Gewesenem aufbaut, dieses nicht ignoriert. Ich möchte diesen Beitrag mit den Schlussgedanken Rudolf Steiners zu seiner Idee einer intuitiven Medizin abrunden, die er an ein altes Mysterienwort anknüpft: Gleiches werde nur von Gleichem erkannt.

„Um den Menschen zu heilen, muss man ihn erst erkennen. Was vom Menschen sich heute in der Wissenschaft betätigt, ist nicht der ganze Mensch, darum nicht der Mensch, darum nicht ein dem Menschen Gleiches. Wenn der ganze Mensch aufgerufen wird zur Erkenntnis des Menschen, dann wird Gleiches – der Mensch – von Gleichem – von dem Menschen – erkannt werden. Und dann wird eine Menschenerkenntnis und eine Menschenbehandlungskunst entstehen, welche auf der einen Seite des Menschen Gesundheit erhalten wird im sozialen Zusammenleben, so viel sie nur erhalten werden kann, und welche auf der anderen Seite die Krankheit so behandeln wird, wie sie nur aus der Zusammennahme aller wirklichen Heilverfahren heraus behandelt werden kann“[39].

Anhang

1. Meditation

Fühle in des Fiebers *Maß*
Des Saturns Geistesgabe.
Fühle in des Pulses *Zahl*
Der Sonne Seelenkraft.
Fühle in des Stoffs *Gewicht*
Des Mondes Formenmacht.
Dann schauest du in deinem Heilerwillen
Auch des Erdenmenschen Heilbedarf.

RUDOLF STEINER

2. Meditation

Das Menschenwesen in Licht und Schwere
Schau in Deiner Seele
Leuchtekraft
Fühl in Deinem Körper
Schweremacht.
In der Leuchtekraft
Strahlet Geistes-Ich
In der Schweremacht
kraftet Gottes-Geist.
Doch darf nicht Leuchtekraft
Ergreifen Schweremacht
Und auch nicht Schweremacht
Durchdringen Leuchtekraft.
Denn fasset Leuchtekraft
Die Schweremacht
Und dringet Schweremacht
In Leuchtekraft,
So binden in Welten-Irre

Seele und Körper
In Verderbnis sich.

RUDOLF STEINER

3. Meditation
Ich werde gehen den Weg,
der die Elemente in Geschehen löst,
und mich führt nach unten zum Vater,
der die Krankheit schickt zum Ausgleich des Karma,
und mich führt nach oben zum Geiste,
der die Seele in Irrtum zum Erwerb der Freiheit leitet.
Christus führt nach unten und nach oben,
Harmonisch Geistesmensch in Erdenmenschen zeugend.

RUDOLF STEINER

Anmerkungen

1 Steiner R., Die geisteswissenschaftlichen Grundlagen der leiblichen und seelischen Gesundheit (Vortrag am 6. Januar 1920 in Basel), in: Vom Einheitsstaat zum dreigliedrigen sozialen Organismus (GA 334), 1983, S. 55.

2 Steiner R., Die geisteswissenschaftlichen Grundlagen der leiblichen und seelischen Gesundheit (Vortrag am 6. Januar 1920 in Basel), in: Vom Einheitsstaat zum dreigliedrigen sozialen Organismus (GA 334), Rudolf Steiner Verlag Dornach 1983, S. 47.

3 Steiner R., Von Seelenrätseln (GA 21), IV. Skizzenhafte Erweiterungen des Inhalts dieser Schrift: 6. Die physischen und die geistigen Abhängigkeiten der Menschen-Wesenheit, Rudolf Steiner Verlag Dornach 1960.

4 Steiner R., Die geisteswissenschaftlichen Grundlagen der leiblichen und seelischen Gesundheit, (Vortrag am 6. Januar 1920 in Basel), in: Vom Einheitsstaat zum dreigliedrigen sozialen Organismus (GA 334), Rudolf Steiner Verlag Dornach 1983, S. 53.

5 Gross R., Intuition, Editorial im Deutschen Ärzteblatt 85, Heft 1/2 1988, S. 22–23.

6 Steiner R., Die Philosophie der Freiheit (GA 4), Rudolf Steiner Verlag Dornach 1955, S. 149–176.
7 Fintelmann V., Intuitive Medizin, Theorie und Praxis der Anthroposophischen Medizin, Haug Verlag Stuttgart 2016, 6 Auflage, S. 41–42.
8 Illich I., Die Enteignung der Gesundheit (Medical Nemesis), Rowohlt 1975.
9 Müller K., Wende der Wahrnehmung: Erwägungen zur Grundlagenkrise in Physik, Medizin, Pädagogik und Theologie, Kaiser München 1978, dort: Die Aporien der Physik und die Krise der Medizin, S. 54–99.
10 Schäfer H., Plädoyer für eine neue Medizin, Piper 1979 sowie Intuition und Wissenschaft in der Medizin, DAZ 28 (1976), S. 10f.
11 Vgl. Steiner R., Die geisteswissenschaftlichen Grundlagen der leiblichen und seelischen Gesundheit (Vortrag am 6. Januar 1920 in Basel), in: Vom Einheitsstaat zum dreigliedrigen sozialen Organismus (GA 334), 1983, S. 55.
12 Steiner R., Geisteswissenschaft und Medizin (GA 312), Rudolf Steiner Verlag Dornach 1961, 3. Aufl., S. 32–33.
13 Steiner R., Geisteswissenschaft und Medizin (GA 312), Rudolf Steiner Verlag Dornach 1961, 3. Aufl., S. 158.
14 Steiner R., Das Zusammenwirken von Ärzten und Seelsorgern: Pastoral-Medizinischer Kurs (GA 318), Vortrag vom 12.9.1924, S. 58.
15 Steiner R., Wie erlangt man Erkenntnisse der höheren Welten? (GA 10), Rudolf Steiner Verlag 2018.
16 Steiner R., Meditative Betrachtungen und Anleitungen zur Vertiefung der Heilkunst (GA 316), Rudolf Steiner Verlag Dornach, 5. Aufl. 2009.
17 Fintelmann V., Intuitive Medizin: Theorie und Praxis der Anthroposophischen Medizin. Haug Verlag Stuttgart 2016, 6. Auflage.
18 Fintelmann V., Intuitive Medizin: Theorie und Praxis der Anthroposophischen Medizin, Haug Verlag Stuttgart 2016, 6. Auflage, S. 39–40.
19 Klinke R. / Silbernagel St., Lehrbuch der Physiologie, Thieme Verlag Stuttgart 2000, S. 3–4.
20 Goethe J.W., Faust 1. Teil, Studierzimmer (Schüler und Mephistopheles).
21 Sacket D.L. et al, Evidence-based Medicine. What ist it and what it isn't. Brit. J. 312, 1996, S. 71–75.
22 Fintelmann V. / Treichler M., Seele & Leib in Gesundheit und Krankheit. Info3 Verlag Frankfurt 2019, S. 157–280.
23 Glas N., Das Antlitz offenbart den Menschen, Arbeitsgemeinschaft anthroposophischer Ärzte 1961.

24 Steiner R., Anthroposophische Leitsätze (GA 26), 1954, 30–33.
25 Steiner R., Theosophie (GA 9), Rudolf Steiner Verlag Dornach 1984, Kap. IV „Leib und Geist“, S. 37.
26 Steiner R., Meditative Betrachtungen und Anleitungen zur Vertiefung der Heilkunst (GA 316), Rudolf Steiner Verlag Dornach 1967, S. 33–34.
27 Treichler M. / Reiner J., Anthroposophie-basierte Psychotherapie, Salumed Verlag Berlin 2019.
28 Steiner R., Heilpädagogischer Kurs (GA 317), Rudolf Steiner Verlag Dornach 1965, S. 17–21.
29 Steiner R., Das Zusammenwirken von Ärzten und Seelsorgern: Pastoral-Medizinischer Kurs (GA 318), 4. Vortrag vom 11.9.1924, Rudolf Steiner Verlag Dornach Jahr.
30 Le Shan L., Psychotherapie gegen den Krebs. Klett-Cotta 1982, S. 112–113.
31 Steiner R., Meditative Betrachtungen und Anleitungen zur Vertiefung der Heilkunst (GA 316), Rudolf Steiner Verlag Dornach 1967, S. 117.
32 Fintelmann V., Die Wiedergewinnung des Heilens. Wege zu einer christlichen Medizin, Info3 Verlag Frankfurt 2017.
33 Steiner R., Die Theosophie des Rosenkreuzers (GA 99), Rudolf Steiner Verlag Dornach 1951, S. 72 (31.05.1907).
34 Steiner R., Meditative Betrachtungen und Anleitungen zur Vertiefung der Heilkunst, (GA 316), Rudolf Steiner Verlag Dornach 1967, S. 121–122.
35 Steiner R., Das Zusammenwirken von Ärzten und Seelsorgern: Pastoral-Medizinischer Kurs (GA 318), Rudolf Steiner Verlag Dornach 1973, S. 195–205. Ders., Meditative Betrachtungen und Anleitungen zur Vertiefung der Heilkunst (GA 316), 9.1.1924 und 24.4.1924. Rudolf Steiner Verlag Dornach 1967.
36 Steiner R., Geheimwissenschaft im Umriss (GA 13), TB 601, 2012, S. 275–281.
37 Steiner R., Meditative Betrachtungen und Anleitungen zur Vertiefung der Heilkunst (GA 316), Rudolf Steiner Verlag Dornach 1967, S. 195.
38 Steiner R., Vom Einheitsstaat zum dreigliedrigen sozialen Organismus (GA 334), Rudolf Steiner Verlag Dornach 1983, S. 54.
39 Steiner R., Vom Einheitsstaat zum dreigliedrigen sozialen Organismus (GA 334), Rudolf Steiner Verlag Dornach 1983, S. 56.

Kapitel II
Leibliche und Seelische Gesundheit

Einführung

Anfang Januar 1920 wusste niemand, dass es noch im selben Frühjahr einen berufsspezifischen Kurs für Ärzt*innen geben würde, der die Grundlage bilden sollte für eine anthroposophisch-geisteswissenschaftlich erweiterte Medizin, die hundert Jahre später eine besondere, in der ganzen Welt vertretene medizinische Richtung sein wird. Als Rudolf Steiner in den ersten Januartagen 1920 in Basel drei öffentliche Vorträge über Anthroposophie hielt, wählte er für den mittleren Vortrag am 6. Januar das unerwartete Thema: *Die geisteswissenschaftlichen Grundlagen der leiblichen und seelischen Gesundheit*[1]. Gleich zu Beginn des Vortrags betonte Steiner, dass „wenn im geisteswissenschaftlich-anthroposophischen Sinne über die Grundlage des Gesundseins gesprochen werden soll, dann gerade die geistigen und seelischen Faktoren, die dabei in Betracht kommen, besonders berührt werden."[2] Als erste Grundlage beschreibt er „eine der ältesten und zu gleicher Zeit, man darf sagen, strittigsten Fragen menschlicher Weltanschauung: […] die Frage nach dem Zusammenhange des Seelisch-Geistigen in der Menschenwesenheit mit dem Leiblich-Physischen überhaupt."[3] Es ist das bis heute in den Wissenschaften ungelöste Leib-Seele-Problem, für dessen Betrachtung Steiner eine differenzierte, in drei miteinander kommunizierende Bereiche gegliederte Organisation des Leiblich-Physischen und des Seelisch-Geistigen beschreibt: die 1917 von ihm veröffentlichte Dreigliederung in Sinnes-Nerven-System, Rhythmisches System von Atmung und Zirkulation sowie Stoffwechsel-Bewegungs-System, die jeweils die leibliche Grundlage bilden für die Seelentätigkeiten des Denkens im Wachbewusstsein, des Fühlens – überwiegend im traumähnlichen Unterbewusstsein – und des Wollens – im schlafenden Unbewusstsein. Steiner betont die Wichtigkeit einer ganzheitlichen Betrachtung des Menschen, die methodisch erfüllt werden müsse, wenn es um eine medizinisch-therapeutische Anschauung und Anwendung gehe. Weiterhin betont er die Bedeutung der Zeit für die Entwicklung des Seelisch-Geistigen aus dem Physisch-Leiblichen und die Bedeutung der Einwirkung der aus der Welt (intellektuell) aufgenommenen seelisch-geistigen Inhalte in das Physisch-Leibliche durch innere, seelische Verarbeitung.

Steiner vermisste damals eine ganzheitliche Betrachtung des Menschen in der sich ganz an der Naturwissenschaft orientierenden Medizin und kritisierte dies scharf, denn man „muss einsehen, wie niemals der Weg, den die Naturwissenschaft zum Segen auf so vielen Gebieten in den letzten drei bis vier Jahrhunderten gegangen ist, ein heilsamer werden kann für die Behandlung des kranken Menschen."[4]

Nach dieser kritischen Bemerkung zu einer nur naturwissenschaftlich orientierten Medizin, betont Steiner die Zielrichtung, die sich aus der Geisteswissenschaft für die Medizin ergeben müsse: „Nicht nur dass Geisteswissenschaft hinzuweisen hat auf eine Hygiene, die sie aus geistigen Kräften heraus gewinnt, Geisteswissenschaft muss die Perspektive eröffnen auf eine intuitive Medizin. [...] So in Bezug auf physische Krankheiten des Leibes, so in Bezug auf Erkrankungen der Seele selber."[5]

Den hier von Steiner verwendeten Begriff einer „intuitiven Medizin", der im ersten und achten Vortrag des ersten Ärztekurses sinngemäß von ihm wieder aufgegriffen wurde, aber später nicht als Titel des Kurses benutzt wurde, hat erst Volker Fintelmann in seinem grundlegenden Buch 1986 als Titel genutzt: *Intuitive Medizin – Einführung in eine anthroposophisch ergänzte Medizin.*[6]

Es ist beeindruckend, wie viel Zukünftiges, wie viel noch Unausgeschöpftes in den Ausführungen dieses Vortrags enthalten ist, gerade in Bezug auf die Zusammenhänge zwischen Leib und Seele[7] wie auch besonders zu Themenbereichen der Psychotherapie.

Steiner beginnt mit der Frage nach den Grundlagen der Gesundheit und betont einen notwendigen nicht-naturwissenschaftlichen Zugang. Tatsächlich ist Gesundheit naturwissenschaftlich nicht zu fassen. Sie entzieht sich jeder Messbarkeit und bis heute auch jeder allgemein anerkannten Definition. Trotzdem ist sie – letztlich – das Ziel jeder Therapie. Und erfreulicherweise wird dieses Ziel ja oft auch erreicht; aber dann ist nicht *Gesundheit* (im Allgemeinen) erreicht worden, sondern *ein Mensch* ist wieder *gesund geworden.* Das weist uns schon darauf hin, dass Gesundheit ein jeweils individuelles Ereignis eines Menschen zu sein scheint.

„Es ist zweifelsfrei, dass der Krankheitsbegriff und der Gesundheitsbegriff keine Angelegenheit der Naturwissenschaft allein ist. Er ist so ungenau, weil er sich nicht ausschließlich naturwissenschaftlich fassen lässt.“[8]

Gesundheit ist kein wissenschaftlicher Begriff[9], Gesundheit ist eine jeweils subjektive, persönliche Erfahrung des Menschen, ein subjektives Befinden und Erleben von dem Funktionieren der körperlichen Organe, von den individuellen seelisch-geistigen Fähigkeiten sowie den je eigenen Stimmungen, und wie sich dies alles im Lauf des Lebens zeigt und zur Bewältigung des Lebens anwenden lässt. „Gesundheit ist ein Postulat, keine naturwissenschaftliche Erfahrungstatsache.“[10]

Gesundheit ist zuerst ein ganzheitlicher Begriff, der sich auf den ganzen Menschen bezieht. Aber wie man körperliche und seelische Krankheiten unterscheidet, so kann auch Gesundheit differenziert werden in eine leibliche und eine seelische Gesundheit. Denn ein Mensch kann körperlich krank, aber seelisch gesund sein, wie auch umgekehrt. Und auch bei den Möglichkeiten zur Erhaltung und Wiedergewinnung körperlicher oder seelischer Gesundheit differenzieren wir deutlich unterschiedliche Maßnahmen. Da haben wir beispielsweise bestimmte präventive Maßnahmen zur Erhaltung der leiblichen Gesundheit: Ernährung, Diät, Hygiene, Bewegung, Erholungsgelegenheiten, Rhythmus, Arbeitsschutzmaßnahmen, Lärmschutz und dergleichen mehr. Ähnliches gibt es auch für die seelische Gesundheit: Achtsamkeit und Selbstfürsorge, gute zwischenmenschliche Kommunikation, Konfliktvermeidung oder Bewältigung, Stressvermeidung beziehungsweise Bewältigung, ausreichend Schlaf und Bewegung, um jeweils nur einige Möglichkeiten beispielhaft zu nennen.

Gesundheit gibt es nur, wie der Heidelberger Philosoph Hans-Georg Gadamer gesagt hat, „in einem Horizont von Störung und Gefährdung".[11]

In diesem Horizont von Störung und Gefährdung gibt es allerdings auch Unterstützung und Förderung; und in einem solchen Horizont von polaren, störenden und unterstützenden, kränkenden und heilenden Einflüssen, sucht der Mensch seine Gesundheit. Gesundheit ist weder machbar noch herstellbar, sie zu finden bedeutet, sie in einem individuellen, und in großen Teilen unbewussten Prozess zu bilden, zu erhalten, oder – mit unterschiedlichen unterstützenden Maßnahmen – wieder zu erlangen.

Wenn es so ist, wie der Mediziner Emanuel Berghoff 1947 schrieb – „Jede Zeit hat ihren Krankheitsbegriff"[12] –, so hat jeder Mensch seinen eigenen Gesundheitsbegriff. So hat es 1909 Rudolf Steiner ausgedrückt, indem er sagte, dass es „so viele Gesundheiten gibt, wie es Menschen gibt"[13]. Gesundheit ist ebenso individuell wie das Erleben von Glück oder Zufriedenheit; auch in Bezug auf die Frage, wie sie zu erringen oder zu erhalten sei. „Gesundheit ist sicher kein allgemeingültiges Maß"[14] – dies gilt auch in der modernen wissenschaftlichen Auseinandersetzung mit dem Gesundheits- und Krankheitsbegriff.

Vielmehr scheint Gesundheit eine Fähigkeit zu sein, die Fähigkeit, mit den Gegebenheiten, den Ereignissen und Erlebnissen, den Störungen und Gefährdungen im Laufe des Lebens konstruktiv und sinnvoll im Sinne der eigenen persönlichen Lebensgestaltung umgehen zu können.

Gesundsein ist also etwas höchst Individuelles, und jeder

Mensch wird im Laufe seines Lebens sein persönliches Gesundsein immer wieder aufs Neue entwickeln, erwerben, gefährden, verlieren und wiedergewinnen. Eine große Chance für die persönliche Gesundheit liegt deshalb nicht darin, Krankheiten zu vermeiden, sondern vielmehr darin, zu wissen, was einem guttut, zu wissen, wofür man leben will, und zu wissen, wofür man seine Gesundheit einsetzen will – und dann entsprechend dieser drei Einsichten das eigene Leben zu führen. Es geht also um die Frage: „Wie kann der Mensch einen Maßstab für seine Gesundheit in sich selber gewinnen?“[15]

Gesundheit ist der Zustand des Gesundseins; Gesundsein selbst ist aber kein Zustand, sondern ein lebendiger Prozess, ein fließendes Geschehen, beeinflussbar durch vielerlei innere wie äußere Faktoren. Dabei ist Gesundsein auch ein intentionaler Prozess, der auf etwas gerichtet ist. Wir sind gesund für etwas oder für jemanden; wir sind gesund für die Verwirklichung von Aufgaben, von Ideen, von Werten, Wünschen oder Zielen. Und wenn wir keine eigenen Werte und Ziele, Wünsche und Aufgaben haben, so ist unser Gesundsein in Gefahr.

Zur Salutogenese

In den Achtziger Jahren des 20. Jahrhunderts hatte der amerikanisch-israelische Medizinsoziologe Aaron Antonovsky sein Modell der Salutogenese, entwickelt.[16]

Damit setzte er dem in der Medizin herkömmlichen Modell der Pathogenese, also der Krankheitsentstehung, eine ergänzende Denkrichtung zur Seite: die Entstehung der Gesundheit.

Kernpunkt des Salutogenese-Konzepts ist die Entdeckung

und die Beschreibung des Kohärenzgefühls (Sense of Coherence, SOC). Das Kohärenzgefühl ist in Antonovskys Salutogenese-Modell der entscheidende Faktor für Gesundheit. Der Begriff Kohärenz bedeutet zunächst: Zusammenhang und Stimmigkeit. Das Kohärenzgefühl meint also ein Gefühl von Zusammenhang und Stimmigkeit, bezogen auf den Menschen selbst. Antonovsky meinte mit Kohärenzgefühl eine dynamische, gleichsam mit den Lebenserfahrungen mitwachsende Grundeinstellung des Menschen der Welt und dem Leben gegenüber. Er selbst verstand darunter so etwas wie eine „Weltanschauung", wie er selbst es auf Deutsch genannt hat. Wörtlich schreibt Antonovsky: „Das Kohärenzgefühl ist eine globale Orientierung, die ausdrückt, in welchem Ausmaß man ein durchdringendes, andauerndes und dennoch dynamisches Gefühl des Vertrauens hat, dass:

1. die Stimuli, die sich im Verlauf des Lebens aus der inneren und äußeren Umgebung ergeben, strukturiert, vorhersehbar und erklärbar sind;
2. einem die Ressourcen zur Verfügung stehen, um den Anforderungen, die diese Stimuli stellen, zu begegnen;
3. diese Anforderungen Herausforderungen sind, die Anstrengung und Engagement lohnen."[17]

Je ausgeprägter das Kohärenzgefühl eines Menschen ist, je mehr er also in der Lage ist, die Ereignisse seines Lebens ordnen und verstehen und bewältigen zu können, und je mehr er innerlich bereit ist, auch schwierige Anforderungen als Herausforderung anzunehmen und sich für eine Bewältigung einzusetzen, mit der Überzeugung, dass es sich lohnt, umso gesünder kann ein Mensch sein Leben meistern. Im Sinne von Antonovsky ist das Kohärenzgefühl verantwortlich und entscheidend dafür, wie sich die Gesundheit eines Menschen entwickelt und nach einer Erkrankung wieder erreichbar ist.

Dieses Kohärenzgefühl setzt sich aus drei Komponenten zusammen, die Antonovsky folgendermaßen beschreibt:

1. Die *Verstehbarkeit*: Damit ist eine Grundeinstellung des Menschen gemeint, die Erfahrungen und Erlebnisse des Lebens (also die Stimuli), denen wir im Laufe des Lebens von außen oder von innen ausgesetzt sind, als geordnete, sinnvolle, prinzipiell verstehbare Ereignisse anzunehmen. Gelingt einem Menschen das, so wird er in seinem Leben nicht das Gefühl haben, mit chaotischen, zufälligen, willkürlichen oder unerklärlichen Geschehnissen konfrontiert zu sein. Mit Verstehbarkeit meint Antonovsky also ein kognitives Verarbeitungsmuster, durch welches uns die Welt und die Erscheinungen des Lebens, denen wir ausgesetzt sind, als prinzipiell verstehbar erscheinen, auch wenn sie uns nicht jederzeit sofort verständlich sind.
2 Das Gefühl von *Handhabbarkeit beziehungsweise Bewältigbarkeit:* Mit diesem Gefühl ist die Überzeugung eines Menschen gemeint, dass Anforderungen, Probleme und Schwierigkeiten im Leben prinzipiell lösbar und bewältigbar sind. Es ist dies eine Art instrumentelles Vertrauen und entspricht dem „Ausmaß, in dem man wahrnimmt, dass man geeignete Ressourcen zur Verfügung hat, um den Anforderungen begegnen zu können“[18]. Dabei ist es wichtig zu bedenken, dass dieses Gefühl, die geeigneten Ressourcen zur Bewältigung und zur Verfügung zu haben, nicht so gemeint ist, dass jeder Mensch für sich selbst immer die geeigneten Ressourcen zur Verfügung haben müsse, sondern dass dazu auch das Vertrauen oder der Glaube gehört, dass andere Menschen oder auch eine

höhere Macht dabei helfen können, die Schwierigkeiten im Leben überwinden zu können. Ein Mensch, dem diese Überzeugung oder dieses Urvertrauen fehle, gleiche dem ewigen Pechvogel, der sich immer wieder ihn überfordernden Ereignissen ausgeliefert sieht, ohne etwas dagegen unternehmen zu können. Entscheidend bei diesem Gefühl ist aber, dass diese Ressourcen zur Bewältigung der Anforderungen des Lebens auch bei anderen Menschen liegen können (oder auch in einer übermenschlichen Macht), denen man sich als Betroffener vertrauensvoll zuwenden darf. Für Antonovsky ist dieses Gefühl der Handhabbarkeit oder Bewältigbarkeit ein kognitiv-emotionales Verarbeitungsmuster.

3. Das Gefühl von *Sinnhaftigkeit beziehungsweise Bedeutsamkeit:* Diese Dimension des Kohärenzgefühls beschreibt das „Ausmaß, in dem man das Leben als emotional sinnvoll empfindet: dass wenigstens einige vom Leben gestellte Probleme und Anforderungen es wert sind, dass man Energie in sie investiert, dass man sich für sie einsetzt und sich ihnen verpflichtet, dass es eher willkommene Herausforderungen sind als Lasten, die man gerne los wäre“[19]. Dieses Gefühl von Sinnhaftigkeit wird als motivationale Komponente beschrieben, also als eine willentliche Komponente des Kohärenzgefühls, wodurch die individuelle Einstellung oder die innere Haltung zum Leben auf entscheidende Weise geprägt wird. Diese dritte Komponente des Kohärenzgefühls ist von allergrößter und entscheidender Bedeutung für das gesamte Kohärenzgefühl und damit für die Fähigkeit, die eigene Gesundheit zu bewahren oder wiederzugewinnen. Denn ohne die Erfahrung von Sinnhaftigkeit und ohne positive Einstellungen und Erwartungen dem Leben gegenüber können auch

> Verstehbarkeit und Handhabbarkeit nicht ausreichen, um ein starkes Kohärenzgefühl, um starke Gesundungskräfte zu bilden. Das bedeutet, dass Menschen ohne dieses Erleben der Sinnhaftigkeit das Leben häufiger als unerklärliche Last empfinden und jede Schwierigkeit oder jedes Problem als eine zusätzliche und unnötige Qual erleben.

Diese drei Komponenten, das kognitive Gefühl von Verstehbarkeit, die emotional kognitive Qualität der Handhabbarkeit und die motivationale Dimension der Sinnhaftigkeit bilden zusammen jenes Gefühl von Zusammenhang und Stimmigkeit (also Kohärenz), das es dem Menschen möglich macht, in seinem individuellen Horizont von Störung und Gefährdung, von Unterstützung und Förderung, von Kränkung und Genesung, das heißt, im Zusammenhang all seiner Erfahrungen und Anfechtungen des Lebens, gesund zu bleiben beziehungsweise wieder neu gesund werden zu können.

Antonovskys Ziel war es, objektivierbar und messbar feststellen zu können, aufgrund welcher Faktoren manche Menschen nach schweren, einschneidenden Lebensereignissen gesund bleiben können und andere krank werden. Diesem Ziel diente die Einführung und Beschreibung des Kohärenzgefühls mit seinen drei Komponenten, deren Ausprägungen sich gut mittels Fragebogen erforschen, klassifizieren und messen lassen. Auf diese Weise gelang es Antonovsky bei zahlreichen gesunden wie kranken befragten Menschen, deren Stärke oder Schwäche ihres Kohärenzgefühls und dessen Untergliederung in die drei Komponenten zu beschreiben und in Zusammenhang zu bringen mit den Lebensereignissen und der Gesundheit oder Krankheit der betreffenden Proband*innen. Ebenso ist es möglich, mit diesen Fragebögen prospektive Studien durchzuführen, um Aussagen über die Wahrscheinlichkeit oder Unwahrscheinlichkeit von Erkrankung beziehungsweise Gesundbleiben nach schweren Lebensereignissen machen zu können. Die Stärke des gemessenen Kohärenzgefühls sollte direkt korrelieren mit der Fähigkeit und Wahrscheinlichkeit, trotz Gefährdung und Störung gesund bleiben zu können. Interessanterweise hat Antonovsky nie beschrieben oder definiert, was er unter Gesundheit verstehen wollte. Kann man sich vorstellen, dass man Gesundheit messen kann? Wohl kaum – wenn es bisher noch nicht einmal gelungen ist, Gesundheit verbindlich und allgemeingültig zu beschreiben oder zu definieren. Was schließlich darauf hinweist, dass Gesundheit doch eine sehr individuelle Seinsqualität jedes Menschen ist.

„Wenn man Gesundheit in Wahrheit nicht messen kann, so eben deswegen, weil sie ein Zustand der inneren Angemessenheit und der Übereinstimmung mit sich selbst ist, die man nicht durch eine andere Kontrolle überbieten kann. Deshalb bleibt die Frage an den Patienten sinnvoll, ob er sich krank fühlt“[20]. Mit diesen Worten des Philosophen Gadamer von 1991 ist das Kohärenzgefühl Antonovskys beziehungsweise die Fähigkeit, trotz Störungen und Gefährdungen gesund zu bleiben oder nach einer Kränkung wieder gesund zu werden, in einfachen und klaren Worten beschrieben als ein Zustand der inneren Angemessenheit und der Übereinstimmung mit sich selbst. Damit wird verständlich, warum Gesundheit einerseits oft so schwer zu erreichen ist – und andererseits, warum sie so wertvoll ist. Denn was könnte schöner und wertvoller sein als die innere Angemessenheit und Übereinstimmung mit sich selbst?

Gesundheit ist also ein Vermögen, die Fähigkeit, innerhalb des eigenen Lebenshorizontes und den darin liegenden Ereignissen und Erfahrungen die Orientierung am Himmel nicht zu verlieren, das eigene innere Gleichgewicht, die innere Angemessenheit und Übereinstimmung mit sich selbst zu finden und immer wieder neu zu entwickeln. Diese Fähigkeit, im Leben – ob der Horizont nun groß oder klein ist, nah oder weit – eigene Ziele und die Orientierung nicht zu verlieren und auch das Gleichgewicht trotz aller Anfechtungen zu stabilisieren und sich in innerer Übereinstimmung mit sich selbst auf die Welt einlassen zu können – interessiert, freudig und tatkräftig – das ist Gesundheit.

Gesundheit und Therapie

Dieses Ziel einer Angemessenheit und inneren Übereinstimmung sollte bei jeder guten Therapie den Behandelnden als eine Orientierung präsent sein und mitberücksichtigt werden. Bei dieser Orientierung steht der kranke Mensch im Mittelpunkt. Denn es geht um *seine* Angemessenheit und Übereinstimmung mit sich und der Welt, die – so formuliert – tatsächlich oft nur in Andeutungen erreicht werden kann, aber dennoch nicht aus den Augen zu verlieren ist. Gerade hierbei zeigt sich die anspruchsvolle ärztliche und therapeutische Aufgabe der „Willenshingabe“ für den erkrankten Menschen, eine innere Haltung des Sich-zur-Verfügung-Stellens, wie sie in der therapeutischen Haltung[21] der Anthroposophie-basierten Psychotherapie beschrieben ist und wie sie von Steiner auch als „Heilmut“[22] und „Heilwille“[23] benannt und gefordert wurde.

Gesundsein ist also kein Sich-selbst-Fühlen, wie es das Kranksein ist, wenn man sich im eigenen Kopf, im Herz oder in der Bandscheibe fühlt, oder in der Angst, in der Depression oder der Psychose aufgeht. Kranksein ist ein schmerzhaftes Fühlen, Wahrnehmen und Erleben meiner selbst, entweder im eigenen Leib oder in einem übermächtigen seelischen Erleben. Gesundsein ist kein Sich-selbst-Fühlen, sondern „ist Dasein, In-der-Welt-Sein, Mit-den-Menschen-Sein, von den eigenen Aufgaben tätig oder freudig erfüllt sein."[24] „Es liegt ganz unzweifelhaft in der Lebendigkeit unserer Natur, dass die Bewusstheit sich von sich selbst zurückhält, so dass Gesundheit sich verbirgt. Trotz aller Verborgenheit kommt sie aber in einer Art Wohlgefühl zutage, und mehr noch darin, dass wir vor lauter Wohlgefühl unternehmungsfreudig, erkenntnisoffen und selbstvergessen sind und selbst Strapazen und Anstrengungen kaum spüren – das ist Gesundheit. Sie besteht nicht darin, dass man sich in den eigenen schwankenden Befindlichkeiten immer mehr um sich sorgt oder gar Unlustpillen schluckt."[25]

Zur körperlichen Gesundheit

Ein Straßburger Chirurg, René Leriche, hat in der ersten Hälfte des 20. Jahrhunderts eine sehr schöne Beschreibung der körperlichen Gesundheit gegeben: „Gesundheit ist das Leben im Schweigen der Organe."[26] Dies geht auch auf den großen französischen Enzyklopädisten Denis Diderot zurück, der bereits 1751 geschrieben hatte: „Wenn wir uns wohlfühlen, unterrichtet uns kein Teil des Körpers von seiner Existenz. Wenn uns aber irgendein Teil durch Schmerz auf seine Existenz aufmerksam macht, so fühlen wir uns sicher schlecht."[27] Diese beiden phänomenologischen Beschreibungen von Gesundheit sind für jeden Menschen gut nachvollziehbar; sie gehen ganz vom Erleben aus. Unberücksichtigt bleiben dabei Krankheitsentwicklungen, die – noch – keine

Beschwerden machen. Aber auch heutige Definitionen von Gesundheit und Krankheit berücksichtigen jeweils das Wohlgefühl oder Leiden des Menschen. So die Gesundheits-Definition der WHO: „Gesundheit ist ein Zustand vollkommenen körperlichen, geistigen und sozialen Wohlbefindens und nicht allein das Fehlen von Krankheit oder Gebrechen." („Health is a state of complete physical, mental and social well-being and not merely the absence of disease or infirmity.")[28]

Es wird auch hier offensichtlich, dass es keine allgemein gültige und umfassende Definition von Gesundheit gibt, ja gar nicht geben kann, weil Gesundheit sich wissenschaftlich gar nicht ganz erfassen lässt, weil sie primär ein jeweils persönliches Erleben ist.

Zur seelischen Gesundheit

Wenn das Leben im *Schweigen der Organe* leibliche Gesundheit bedeutet, so trifft die Übertragung dieser Aussage auf die seelische Gesundheit sicher nicht zu. Vielmehr ist seelische Gesundheit in unserem Sinn ein Leben in bewusst erlebter und selbst gesteuerter *Tätigkeit der Seelenfähigkeiten*[29].

Seelische Gesundheit ist das Ergebnis eines aktiven und integrativen Prozesses der Weltbegegnung und der Selbsterfahrung im Lebensvollzug, in einer individuellen Lebensgestaltung und Lebensführung. Hindernisse, Störungen und Gefährdungen sind naturgemäß dem biografischen Leben ebenso zugehörig wie Anregungen, Hilfen und Unterstützung. Ein gesundes Leben ist kein Leben ohne Krankheit, vielmehr ist es ein Leben mit den Fähigkeiten, die Hindernisse, Störungen und Gefährdungen im Leben bewältigen zu können; das eigene Leben erfüllen zu können, die eigenen Werte und Ziele zu kennen und ihnen entsprechend zu leben; den Aufgaben, Möglichkeiten und Zielen im Leben angemessen und entsprechend das eigene Leben führen zu können. Gesundsein ist eine Fähigkeit des Menschen, die zunächst angeboren ist, dann durch die unterschiedlichsten Erfahrungen gesteigert oder geschwächt werden kann, weiterhin durch persönliche Bewertungen und Bewältigungen von Lebenssituationen reifen und schließlich sich manifestieren kann als ein geglücktes Leben.

Gesund und krank gehören dabei untrennbar zusammen, jedoch nicht im Sinne von Gegensätzen, sondern im Sinne von komplementären, einander ergänzenden Qualitäten der Erscheinungsweise menschlichen Lebens.

Dem Wortsinn nach ist der Gegensatz zu gesund nicht krank, sondern *ungesund*; und der Gegensatz zu krank wäre dementsprechend *unkrank*. Mit diesem ungebräuchlichen Begriff könnte man die unklaren Zwischenzustände des *nicht mehr ganz gesund, aber auch noch nicht sicher krank* bezeichnen; ebenso wie die Zustände des *nicht mehr richtig krank, aber auch noch nicht richtig gesund*. *Unkrank* könnte so viel bedeuten, wie: ich fühle mich nicht gut, zwar nicht sicher krank, aber auch nicht gesund. *Unkrank* wäre dann die Bezeichnung eines Zustands, der zwischen gesund und krank steht, sich zu beiden Seiten hin entwickeln kann. Ungesund ist die Beschreibung von Verhältnissen, einer Tätigkeit oder einer Situation, die der Gesundheit abträglich ist, die sich vielleicht sogar kränkend auf den Menschen auswirken kann.

Man kann sich gesund oder ungesund ernähren, an einem gesunden oder ungesunden Arbeitsplatz arbeiten, sein Leben gesund oder ungesund führen und entsprechend gesund sein und bleiben, oder durch anhaltende *Ungesundheit* schließlich krank werden. Ungesundheit kann zu Krankheit führen. Sie ist eine Vorstufe, die eine Gefährdung ausdrückt. *Unkrankheit* als Befindenszustand ist eher eine Chance, die, richtig wahrgenommen, zu Gesundheit führen kann.

Gesund ————————→ ungesund → kränklich → krank
gesund ← gesundend ← unkrank ←———————— Krank

Gesundsein und Kranksein

Gesundsein und Kranksein sind die polaren Seinsweisen im menschlichen Leben, die sich gegenseitig ergänzen, ja sogar brauchen und einander nicht ausschließen. Vielmehr zeigt die Erfahrung, dass zum Gesundsein immer auch das Kranksein gehört – und in jedem Kranksein sich wiederum Gesundungskräfte entwickeln. Gesundsein und Kranksein ereignen sich nicht nur wechselweise im Laufe des Lebens, sondern sie ereignen sich ständig in uns, in Leib und Seele, in unserem unbewussten organischen Leben ebenso wie in unserem bewussten Seelenleben, in immer wiederkehrendem Wechsel, in Ausgleich und Rhythmus.

Psychologisch ausgedrückt ist Gesundsein ein Urbild von Selbstvergessensein. Denn im Gesundsein bin ich eben nicht bei mir, nicht in meinem Leib, nicht in meinen Organen mit meinem Bewusstsein, sondern ich bin mit meinem intentionalen Bewusstsein, meiner Wachheit und Aufmerksamkeit erkenntnisoffen der Welt zugewandt und kann dabei von mir absehen, eben weil ich in Übereinstimmung mit mir bin.

Demgegenüber ist Kranksein ein Urbild von Selbsterfahrung. Selbsterfahrung insofern, als der Mensch bei jedem körperlichen oder seelischen Krankheitserleben, bei jeder

Befindlichkeitsstörung, bei allen Schmerzen und Leiden auf sich selbst zurückgeworfen wird. Er erlebt, fühlt, erleidet etwas, eine Störung, einen Schmerz, ein Unvermögen, eine Einschränkung oder Behinderung an sich oder in sich oder in Beziehung zu Mitmenschen oder Mitwelt. Das Bewusstsein jedes Menschen ist im Kranksein auf ihn selbst bezogen, auf das schmerzende Organ, auf die gestörte Funktion, auf das leidende Empfinden oder Gefühl – damit ist der Mensch im Kranksein weniger erkenntnisoffen, weniger weltorientiert und eben nicht mehr selbstvergessen.

Im Falle einer körperlichen Erkrankung sind das Bewusstsein und die ganze Seinsorientierung auf den Leib beziehungsweise auf ein bestimmtes Organ gerichtet. Weltorientierung wird zu Leiborientierung; Erkenntnisoffenheit wird zu Schmerzgebundenheit; Selbstvergessensein wird zu schmerzhafter Selbsterfahrung. Diese Selbsterfahrung ist bei körperlichem Kranksein körpergebunden, leibhaftig.

Bei seelischen Krankheiten ist die Selbsterfahrung leibnah seelengebunden; auf das Erleben der eigenen Seele gerichtet, fixiert auf ein bestimmtes Gefühl oder Erleben: der Angst beispielsweise, der Depression, des Wahns oder eines Zwanges.

Kranksein ist immer mit einer Veränderung von Gefühl und Bewusstsein verbunden – im Sinn einer Steigerung, einer Fixierung, einer Einengung, einer besonders akzentuierten Selbsterfahrung. „Man sehe dagegen, wie das bewusste Geistesleben verschärft wird, wenn ein Organ erkrankt. Schmerz stellt sich ein oder wenigstens Unlust oder Unbehagen. Das Gefühlsleben erhält einen Inhalt, den es sonst nicht hat. Und das Willensleben wird beeinträchtigt."[30]

Den Menschen aus dieser Selbsterfahrung im Kranksein wieder zu Weltoffenheit und Erkenntnisfreude, zum Gesundsein zu bringen, ist Aufgabe, Sinn und Ziel der Therapie.

Anmerkungen

1 Steiner R., Die geisteswissenschaftlichen Grundlagen der leiblichen und seelischen Gesundheit, Vortrag vom 06.01.1920; in: Vom Einheitsstaat zum dreigliedrigen sozialen Organismus (GA 334), Rudolf Steiner Verlag Dornach 1983, S. 35–56.

2 Ebd. S. 35.

3 Ebd. S. 35.

4 Ebd. S. 54.

5 Ebd. S. 54.

6 Fintelmann V., Intuitive Medizin. Einführung in eine anthroposophisch ergänzte Medizin, Hippokrates Verlag Stuttgart 1986, 6. Auflage sowie: Ders. Intuitive Medizin, Theorie und Praxis der Anthroposophischen Medizin, Haug Verlag Stuttgart 2016.

7 Fintelmann V. / Treichler M. Seele & Leib. Info3 Verlag Frankfurt 2019.

8 Becker V., Der heutige Krankheitsbegriff; in: Becker V. / Schipperges H. (Hrsg.), Krankheitsbegriff, Krankheitsforschung, Krankheitswesen, Springer Verlag Berlin Heidelberg 1995, S. 4.

9 Canguilhem G., Gesundheit – eine Frage der Philosophie, Merve Verlag Berlin 2004, S. 51–69; Becker V., Der heutige Krankheitsbegriff, S. 1–7; in: Becker V. / Schipperges H. (Hg.), Krankheitsbegriff, Krankheitsforschung, Krankheitswesen, Springer Verlag Berlin Heidelberg 1995.

10 Becker V., Der heutige Krankheitsbegriff; in: Becker V. Schipperges H (Hrsg.), Krankheitsbegriff, Krankheitsforschung, Krankheitswesen, Springer Verlag Berlin Heidelberg 1995, S. 6.

11 Gadamer H. G., Über die Verborgenheit der Gesundheit, Suhrkamp Verlag Frankfurt 1994, S. 142.

12 Berghoff E., Entwicklungsgeschichte des Krankheitsbegriffes, Wiener Beiträge zur Geschichte der Medizin, Wilhelm Maudrich Verlag Wien 1947, zit. nach: Becker V., Der heutige Krankheitsbegriff; in: Becker V. / Schipperges H., Krankheitsbegriff, Krankheitsforschung, Krankheitswesen, Springer Verlag Berlin, Heidelberg 1995, S. 1.

13 Steiner R., Quellen der Gesundheit, Verlag Fries Geistesleben Stuttgart 2003, S. 35; aus: Steiner R., Wo und wie findet man den Geist? (GA 57), Rudolf Steiner Verlag Dornach 1961.

14 Becker V., Der heutige Krankheitsbegriff; in: Becker V. / Schipperges H., Krankheitsbegriff, Krankheitsforschung, Krankheitswesen, Springer Verlag Berlin, Heidelberg 1995, S. 4.

15 Steiner R., Quellen der Gesundheit, Verlag Fries Geistesleben Stuttgart 2003, S. 51; aus: Steiner R., Wo und wie findet man den Geist? (GA 57), Rudolf Steiner Verlag Dornach 1961.

16 Antonovsky A., Salutogenese – Zur Entmystifizierung der Gesundheit, dgvt-Tübingen 1997.

17 Antonovsky A., Salutogenese – Zur Entmystifizierung der Gesundheit, dgvt-Tübingen 1997, S. 36.

18 Ebd., S. 35.

19 Ebd., S. 36.

20 Gadamer H. G., Über die Verborgenheit der Gesundheit, Suhrkamp Verlag Frankfurt 1994, S. 138.

21 Treichler M. / Reiner J., Anthroposophie-basierte Psychotherapie, Salumed Verlag Berlin 2019, S. 151–160.

22 Steiner R., Meditative Betrachtungen und Anleitungen zur Vertiefung der Heilkunst (GA 316), Rudolf Steiner Verlag Dornach 1967, S. 116.

23 Steiner R., Meditative Betrachtungen und Anleitungen zur Vertiefung der Heilkunst (GA 316), Rudolf Steiner Verlag Dornach 1967, S. 197 u. 202.

24 Gadamer H. G., Über die Verborgenheit der Gesundheit, Suhrkamp Verlag Frankfurt 1994, S. 144.

25 Ebd., S. 143f.

26 René Leriche zit. nach: Canguilhem G., Gesundheit – eine Frage der Philosophie, Merve Verlag Berlin 2004, S. 51.

27 Ebd., S. 52.

28 Verfassung der Weltgesundheitsorganisation vom 22. Juli 1946, in der Fassung vom 8. Mai 2014.

29 Zu den Seelenfähigkeiten, vgl. Treichler M. / Reiner J., Anthroposophie-basierte Psychotherapie, Salumed Verlag Berlin 2019, S. 33ff.

30 Steiner R. / Wegman I. Grundlegendes für eine Erweiterung der Heilkunst nach geisteswissenschaftlichen Erkenntnissen (GA 27), Rudolf Steiner Verlag Dornach 1977, S. 21.

Kapitel III
Warum wird der Mensch krank?

Die Frage, warum der Mensch erkrankt, ist eine grundsätzliche Frage, sie ist keine Frage nach den Ursachen einer Erkrankung eines Menschen, sondern die Frage nach dem Sinn von Krankheit und den allgemeinen Wegen und Bedingungen des Erkrankens. Hierzu hat sich Steiner an verschiedenen Stellen aus verschiedenen Blickwinkeln geäußert. So auch in dem erwähnten Vortrag vom 6. Januar 1920:

> „So kann man sagen: Gesundheitspflege ist eine notwendige Konsequenz desjenigen, was Geisteswissenschaft hineintragen will in die Menschheitsentwickelung. Aber selbstverständlich ist die Menschennatur mannigfaltigen Einflüssen unterworfen. Niemand darf dasjenige, was ich bisher besprochen habe, so deuten, als ob ich meinen wollte, dass durch die Pflege der Geisteswissenschaft etwa einmal alle Krankheiten aus der Welt geschafft werden sollten. Das meine ich durchaus nicht. Krankheiten haben ihre Ursachen. Wichtiger als die Erkenntnis ihrer Ursachen ist der Prozess ihrer Heilung.
>
> Und hier handelt es sich darum, dass allerdings die Geisteswissenschaft auch etwas zu sagen hat nicht nur

über jene Gesundheitspflege, die geisteswissenschaftliche Grundlagen hat, sondern dass sie, wie über alle Lebenspraxis, so auch über die Medizin selber etwas zu sagen hat. Es ist eine zwar von vielen geleugnete, weil sie sich in diesem Punkt den wahren Tatbestand nicht gestehen wollen, aber doch eben bestehende Tatsache, dass viele wirklich gründlich denkende Menschen, die durch das medizinische Studium heute gegangen sind, wenn sie sich dann losgelassen fühlen auf die leidende Menschheit, von den herbsten Seelenqualen befallen werden, weil ihnen dann vor Augen tritt, welche Anforderungen der menschliche Organismus, wenn er vom Gesunden abirrt in das Kranke hinein, an die menschliche Einsicht stellt, und wie wenig gerade aus den Erkenntnismitteln und Erkenntnismethoden der rein naturwissenschaftlichen Betrachtungsweise für dieses medizinische Wirken gewonnen werden kann. Gerade an der Medizin zeigt sich so recht die Schattenseite der bloßen naturwissenschaftlichen Betrachtung, die übrigens mit Bezug auf die Anschauung über die bloße äußere Natur auch eine Lichtseite hat. In der Medizin ist die Schattenseite da. Denn man muss nur das Folgende beachten: Diese Naturwissenschaft, noch einmal sei es gesagt, legt ihren Hauptwert darauf, den Menschen ganz auszuschalten, indem sie intellektualistisch die Welt betrachtet und intellektualistisch mit den Experimenten zusammen ihre Naturgesetze sucht. Man lernt das, was man aus der Beobachtung lernen kann von der Wirksamkeit dieser oder jener Heilmittel auf den kranken Menschen, von der Wirksamkeit überhaupt dieses oder jenes Naturprodukts auf den Menschen. Aber es fehlt einem das innere Anschauen von dem Zusammenhange erstens der ganzen Menschennatur, zweitens aber von dem Zusammenhange zwischen dem, was draußen in der Natur hervorgebracht wird, sei es als Nahrung, sei es als Heilmittel, und der menschlichen Wesenheit selber. Und man merkt erst, wenn man in solch unbefangener Weise von der bloßen Naturwissenschaft zur Medizin fortschreiten möchte, was es heißt, den Menschen ausschalten von der Betrachtungsweise, und nachher das, was man durch eine solche Betrachtungsweise gewonnen hat, auf die Natur des Menschen anwenden. Das rächt sich, dass Naturwissenschaft alles, was in der Menschennatur aufsprießen kann, ausschaltet, um, wie sie sagt, zur rechten Objektivität zu kommen. Da kommt sie zur Objektivität. Allein in dieser Objektivität ist der Mensch nicht drinnen. Der Mensch schaltet erst sich selbst aus. Kein Wunder, dass er in der Wissenschaft, die er nun ausbildet, den Menschen nicht drinnen hat. Nun soll man anwenden diese Wissenschaft auf den Menschen. Man kann es nicht, weil man auf den Menschen keine Rücksicht genommen hat. Das volle Gegenteil findet statt bei dem, was anthroposophisch orientierte Geisteswissenschaft anstrebt. Da wird der ganze Mensch aufgerufen, um über den Menschen und über die Welt Urteile zu gewinnen. Da allerdings werden die Erkenntnisse auch anders fundiert.“[1]

Nach dieser Fundamentalkritik einer überwiegend an der Naturwissenschaft orientierten Medizin betont Steiner die Notwendigkeit eines ergänzenden, intuitiven Zugangs zur Medizin. In diesem Zusammenhang erwähnt er Goethes Gedanken der Metamorphose zu einer ganzheitlichen Betrachtung des Menschen. Und er fährt fort in seiner Kritik: „In der Art von zergliedernder analytischer Experimentiermethode, die heute in der Naturwissenschaft üblich ist, kommt man nicht darauf, solche Umwandlungen richtig zu sehen, denn man muss da alles berücksichtigen, nicht bloß dasjenige, was man messen und zählen kann. Man muss auch dasjenige berücksichtigen, was man nur seiner Intensität, seiner Qualität nach beobachten kann. In der Geisteswissenschaft muss man noch weiter vorrücken. Da muss man die Dinge tatsächlich beobachten nach Eigenschaften, die ihnen der Geist der Welt, das Seelische der Welt aufprägt, die man bei der äußerlichen wissenschaftlichen Methode eben nicht findet."[2] Diese Kritik an den Methoden der Medizin hat heute, hundert Jahre später, nichts von ihrer Aktualität eingebüßt.

Zur Frage des Erkrankens findet sich in dem Zitat aus dem Vortrag der scheinbar harmlose, vielleicht auch provozierende Satz: „Krankheiten haben ihre Ursachen. Wichtiger als die Erkenntnis ihrer Ursachen ist der Prozess ihrer Heilung". Das konnte damals – 1920 – und kann heute noch als Provokation verstanden werden. Gilt es nicht als ein Grundsatz der Medizin: „Vor der Therapie kommt die Diagnose." Selbstverständlich war dieser Satz nicht gegen eine klare Diagnose gemeint, die am Anfang der Behandlung stehen soll; wohl aber gegen eine Überbetonung rein kausalen Denkens in Zusammenhang mit Krankheit. Denn Krankheiten haben nicht nur Ursachen (die immer in der Vergangenheit liegen), sondern eben auch Sinn, der in der Zukunft liegt. Aus dem Sinn von Krankheit ergeben sich Ziele: Behandlungsziele auf ärztlicher Seite sowie biografische Ziele seitens der Kranken selbst.

Diese Aussage muss man in Zusammenhang sehen mit weiteren Äußerungen Steiners zu Krankheitswesen und Heilung. Insbesondere mit dem Satz von 1924: „Sie (die Krankheiten) werden zu etwas, was er (der Arzt) liebt, aber nicht, um sie zu hegen und zu pflegen, damit der Kranke möglichst lange krank bleibt, sondern die er liebt, weil die Krankheit erst dann ihren Sinn erreicht, wenn sie geheilt wird. Was heißt das?“[3]

Es heißt zunächst, dass wir Krankheit und Heilung anders verstehen müssen, als es uns eine naturwissenschaftliche Medizin vorgibt. Krankheit ist nicht ihrem Wesen nach erfasst, wenn man sie nur als einen entgleisten Naturprozess oder als eine Störung von natürlichen Prozessen versteht. In jeder Krankheit drückt sich noch mehr aus: Sie ist immer auch ein für die Biografie des Betroffenen bedeutungsvolles Ereignis und sie hat immer eine geistige Qualität, die es durch die Therapie, auf dem Wege der Heilung, zu erkennen gilt. „Aber es ist so, dass, wenn man eine Krankheit in sich hat, hat man eine geistige Qualität in sich, die im gewöhnlichen Lebensverlauf des Menschen nicht da ist. Aber es ist eine geistige Qualität.“[4]

Diese Aussage korrespondiert genau mit einer Beschreibung aus einem späteren Ärztekurs desselben Jahres. Wenn wir von den vier Seinsebenen des Menschen ausgehen, so finden wir einerseits die Ebenen von Leib und Leben, die zusammen den belebten Leib ausmachen, und andererseits finden wir die Ebenen des Seelischen und Geistigen, die auch als eine zusammengehörige Einheit verstanden werden können. Nun hat die Ebene des Leiblichen offensichtlich eine andere Qualität und Struktur als die Ebene des Seelisch-Geistigen. Die Organisationen von Leib und Leben (physischer Leib und Ätherleib) haben eine räumlich-zeitliche Struktur, sie sind am Sinnlich-Materiellen in ihren Erscheinungsformen und ihren Entwicklungsschritten zu beobachten. Demgegenüber haben das Seelisch-Geistige (Astralleib und Ich) „eine rein geistige Struktur“[5], sie sind unräumlich, immateriell, „überphysisch“, geistig. „Das Wesentliche ist, dass die beiden grundverschieden voneinander sind, die physisch-ätherische und die geistig-seelische Struktur.“[6]

Aus diesen polaren Strukturen, die im Menschen lebenslang zusammenwirken und sich komplementär ergänzen, ergeben sich die gegensätzlichen Erscheinungsformen, Auswirkungen und Ansprüche des Körperlich-Vegetativen und des Psychisch-Mentalen: Leib und Seele, Körper und Geist sind die bekannten Gegensätze, die im Menschen vereint sind. Das bedeutet, dass ihre polaren Kräfte gegeneinander aufgewogen, ausgeglichen, kompensiert werden müssen, dass sie ein jeweils individuelles Gleichgewicht, eine innere Harmonie bilden, wenn der Mensch sich gesund fühlen soll.

Geschieht das nicht, dominiert eine der beiden polaren Kräfteorganisationen an irgendeiner Stelle über die andere, so tritt ein Ungleichgewicht ein, eine Dissonanz tritt auf, die wir als Störung, als Beeinträchtigung, als Erkrankung erleben.

„Nun denken Sie sich einfach das Folgende: Ich-Organisation und astralische Organisation drängen irgendeinem Organ oder Organsystem ihre eigene Struktur auf. Das heißt mit anderen Worten: irgendetwas, was seine physische und ätherische Struktur haben sollte, bekommt eine geistige Struktur, wird ein Abbild der astralischen und Ich-Organisation. Das ist im Grunde genommen ganz universell die Ursache der physischen Erkrankungen. Universell gesprochen ist Ursache der physischen Erkrankungen dieses, dass der Leib des Menschen zu geistig wird an irgendeiner Stelle oder im Ganzen.“[7]

In diesem Krankheitsverständnis kann Heilung nicht eine symptomatische Behandlung, nicht ein Wegmachen von Symptomen oder Beschwerden bedeuten, nicht eine *restituto ad integrum*, eine Wiederherstellung des vorherigen Zustandes, sondern eine Unterstützung und Anregung zu Integration, Ausgleich oder Bewältigung der zu starken, und dadurch krankmachenden Kräfte im Organismus. Und damit auch und wesentlich, eine Anregung und Unterstützung für die in der Erkrankung liegenden biografischen Entwicklungsmöglichkeiten. Die allerdings sich erst durch und nach der Bewältigung, nach der Heilung der Erkrankung zeigen werden.[8] Heilung in diesem Sinn bedeutet also nicht unbedingt Symptomfreiheit, sondern vielmehr die Fähigkeit, unter Umständen auch mit Symptomen oder Beschwerden, sein Leben erfüllt und sinnvoll leben zu können.

„In der Geist- und Seelenfähigkeit hat man also die Ursachen des Krankseins zu suchen. Und das Heilen muss in einem Loslösen des Seelischen oder Geistigen von der physischen Organisation bestehen."[9]

Seelische Therapiemöglichkeiten

Damit ist bereits ein Hinweis auch auf psychische Therapiemöglichkeiten und Ziele angedeutet: ein Loslösen, also ein Selbstständigwerden des Seelisch-Geistigen vom Leiblichen. Dies findet selbstverständlich in einer psychotherapeutischen Behandlung statt, in der im Gespräch beispielsweise bewusste Reflexion, bewusste Arbeit an der inneren Haltung, bewusste Klärung von Lebenssituationen erarbeitet werden kann. Bei einer solchen psychotherapeutischen Intervention wird von ärztlicher oder psychotherapeutischer Seite eine im weiteren Sinn aus Liebe erbrachte Handlung durch Worte dem Kranken zur Verfügung gestellt. Dabei sind die therapeutischen Qualitäten von Empathie und Verständnis, von willentlicher Hinwendung und geistigem Vertrauen in den kranken Menschen, der therapiert werden will, von wesentlicher Bedeutung: in ihnen verwirklicht sich die therapeutische Kraft der Liebe, die „Grundsubstanz" des Seelischen ist. „So sehen wir, dass wir deshalb, weil das Seelische im Grundwesen Liebe ist, mit psychischen Heilfaktoren eingreifen können."[10]

Dieser Hinweis auf *psychische Heilfaktoren* (eine für die damalige Zeit sehr ungewöhnliche und moderne Formulierung) stammt aus dem Jahr 1910; im ersten Rundbrief an die Ärzte und Teilnehmer des Ärztekurses im Januar 1924, schrieb Rudolf Steiner am 11.März 1924:

„Vergessen wir nicht, dass dem Heilprozesse eine Seele mitgegeben werden muss, da er nicht nur an einen Körper sich wenden muss, sondern auch an eine Seele sich wenden muss. Je mehr solche Gedanken die jungen Ärzte begreifen, desto mehr wird in das medizinische Leben das einfließen, was der sinnige Arzt sehnsüchtig verlangt, wenn er den heutigen Stand seiner Kunst mit den Grenzen empfindet, was der Kranke wie eine Gnade empfinden wird, wenn er es im Heilprozesse erlebt."[11]

Der Begriff der Psychotherapie war damals noch nicht gebräuchlich. C. G. Jung, S. Freud, A. Adler, J. B. Watson, die bedeutenden Begründer psychotherapeutischer Richtungen am Beginn des 20. Jahrhunderts, bezeichneten ihr psychischen Therapien alle noch als Psychologien: Analytische Psychologie, Tiefenpsychologie, Individualpsychologie, Verhaltenspsychologie. Dementsprechend konnte Steiner noch nicht von Psychotherapie sprechen, wohl aber von seelischen oder psychischen Behandlungsmöglichkeiten oder Heilfaktoren; gemeint war, was wir heute Psychotherapie nennen. Bereits im ersten Ärztekurs von 1920 betonte Steiner im dritten Vortrag die Bedeutung der Psychologie für eine ganzheitliche Menschenerkenntnis als Grundlage der Medizin[12] und noch eindringlicher tat er dies im zweiten Vortrag des Januarkurses 1924[13].

Die Beachtung der Seele und seelischer Therapiemöglichkeiten war wichtiger Bestandteil und Inhalt der 1920 von Steiner neu initiierten „*intuitiven*" medizinischen Denkweise, aus der die „anthroposophisch erweiterte Medizin" hervorgegangen ist.

Im Januar 1924 schrieb Steiner als Einleitung für ein *Vademecum*[14], das dem holländischen Geschäftsmann Joseph van Leer[15], Präsident der Internationalen Laboratorien AG (später Weleda AG) auf eine Reise in die USA mitgegeben wurde, um dort die „neue medizinische Methode" in der Öffentlichkeit zu vertreten: „Die neue medizinische Methode, welche hier der Welt mitgeteilt wird, unterscheidet sich von der alten durch eine andere Erkenntnis des Menschen. […] Deshalb fügt die neue medizinische Methode zu der physischen Erkenntnis des Menschen die überphysische hinzu. Ihr Wesentliches besteht darinnen, dass sie zu der Einsicht gelangt, dass Vorgänge, die, wenn sie als geistige in relativer Absonderung von den physischen im menschlichen Organismus sich entwickeln, das wahre Wesen des Menschen darstellen, sofort zu Schädigungen werden, wenn sie in eine unrechte Verbindung mit diesen physischen kommen.

Die physische Organisation des Menschen nimmt den Weg zu einem Bestande, der sie befähigt, Träger des Seelischen oder Geistigen zu sein. Sie darf aber mit diesem Seelischen und Geistigen keine über ein entsprechendes Maß hinauskommende Verbindung eingehen. Ist das der Fall, so wird der Mensch krank.

Dass der Mensch dem Kranksein ausgesetzt ist, ist dem gleichen Grunde zuzuschreiben, warum er ein geistiges und seelisches Wesen sein kann."[16]

Hier ist ein zentraler Punkt der anthroposophischen Menschenerkenntnis und Medizin angesprochen: dass der Mensch krank werden kann, verdankt er der Eigenschaft, geistige und seelische Fähigkeiten zu besitzen. „In der Geist- und Seelenfähigkeit hat man also die Ursache des Krankseins zu suchen."[17]

Zur Krankheitsentstehung

Krankheiten entstehen nicht aus einer Fortsetzung von Naturprozessen im Menschen, sondern im Gegenteil aus einer Hemmung oder Beeinträchtigung von Naturprozessen durch seelische oder geistige Tätigkeiten, die im Menschen zu stark mit dem Physisch-Lebendigen, dem belebten Leib, verbunden sind, beziehungsweise zu intensiv in ihn eingreifen.

Wenn das Krankwerden wesensgemäß mit dem Seelisch-Geistigen des Menschen zusammenhängt, ist es nicht verwunderlich, wenn gerade psychiatrisch und psychosomatisch tätige Ärzte sich mit der Frage, warum der Mensch erkranken kann, beschäftigen.[18]

Steiner beschäftigte diese grundsätzliche Frage über viele Jahre, in den *Offenbarungen des Karma* 1910 unter anderen Aspekten als in den späteren Mediziner-Vorträgen, beginnend mit dem Vortrag vom 6. Januar 1920 bis zuletzt in dem gemeinsam mit der Ärztin Ita Wegman verfassten Buch:

Grundlegendes für eine Erweiterung der Heilkunst nach geisteswissenschaftlichen Erkenntnissen[19], worin das zweite Kapitel ganz dieser Frage gewidmet ist: Warum erkrankt der Mensch?: „Wer über die Tatsache nachdenkt, dass der Mensch krank sein kann, der kommt, wenn er rein naturwissenschaftlich denken will, in einen Widerspruch hinein […].“[20]

Seelische und geistige Fähigkeiten sind eben nicht, wie es die heutige naturwissenschaftliche Medizin behauptet, Ergebnisse von physiologischen Stoffwechselprozessen im Zentralnervensystem[21], sondern Ausdruck einer das vegetative Leben herablähmenden Tätigkeit, wodurch eine Steigerung auf einer anderen Ebene eintritt: aus unbewusstem Leben wird bewusstes Erleben.

„Wirken Geist und Seele, so heben sie die gewöhnliche Einrichtung des Körpers auf; sie verwandeln sie in eine entgegengesetzte. Aber damit bringen sie den Organismus auf einen Weg, bei dem das Kranksein beginnen will. Er wird im gewöhnlichen Leben sofort nach dem Entstehen durch eine Selbstheilung reguliert.“[22]

Zur Entstehung von Gesundheit

Solche körperlichen Regulationsprozesse, die Steiner hier anspricht, sind tatsächlich für die Selbstheilungsvorgänge im Organismus – und damit für das Gesundsein – entscheidend.

„Heilung ist“, wie Gerald Hüther 2012 im *Deutschen Ärzteblatt*[23] schrieb: „immer und grundsätzlich Selbstheilung“, wozu Ärzt*innen allerdings Anregung, Hilfestellung und Unterstützung anbieten, aber auch Hindernisse, Behinderungen und Umwege beisteuern können, beispielsweise durch mangelnde Empathie, fehlendes Verständnis, aber auch fehlendes Vertrauen in die Patient*innen, mangelnde Erfahrung oder unzureichendes Wissen. Mit anderen Worten: Die Fähigkeit, Heilung anregen zu können, ist – neben Erfahrung und Wissen – vor allem eine Frage der ärztlichen Haltung gegenüber dem behandlungsbedürftigen Menschen und der daraus sich entwickelnden Beziehung. Mithin auch ein prominent psychotherapeutisches Thema.

Die Fähigkeit, gesund zu bleiben oder auch gesund zu werden, ist, körperlich gesprochen, eine Fähigkeit der Selbstregulation, des Ausgleichs gegen kränkende Einflüsse; anthroposophisch gesprochen, kann man darin die Tätigkeit der regenerierenden Lebenskräfte des Ätherleibes erkennen, die zu den abbauenden seelischen- und Bewusstsein-bildenden Kräften einen Ausgleich im Organismus herstellen.

„Der physische Organismus ist von einem ätherischen Organismus durchsetzt. Der bloße physische Organismus könnte niemals einen Selbstheilungsvorgang hervorrufen. Ein solcher wird in dem ätherischen Organismus angefacht. Damit aber wird die Gesundheit als der Zustand erkannt, der im ätherischen Organismus seinen Ursprung hat.“[24]

Die Bedeutung der Seele für Gesundsein und Krankwerden

Diesen ätherischen, regenerierenden Kräften stehen die seelischen Tätigkeiten des bewussten Erlebens, Fühlens und Denkens entgegen, die eine abbauende, hemmende, lähmende Tendenz den gesunden Lebenskräften entgegenbringen. Aus diesen seelisch-geistigen Gegenkräften zu den unbewussten vegetativen Lebenskräften entwickeln sich die seelisch-geistigen Fähigkeiten, einschließlich des Wachbewusstseins des Menschen.

„Den ätherischen Impulsen steht entgegen die Tätigkeit des Astralleibes, die eigentlich ablähmt fortwährend die ätherische Tätigkeit. Nehmen Sie an, in Ihrem Organismus wäre nur ätherische Tätigkeit, sprießendes, sprossendes Leben: Sie würden niemals zu einem Seelenleben kommen, niemals ein Bewusstsein entwickeln können. Sie würden in einem Pflanzendasein dahinvegetieren müssen. [...] Damit Bewusstsein sich entwickelt, muss herabgelähmt werden das ätherische, sprießende und sprossende Leben. Und damit haben wir in einem Organe, das herabgelähmt wird, schon im normalen Menschenleben eigentlich den fortwährenden Anfang des Krankseins. Sie können nicht ein Bewusstsein in sich entwickeln, ohne dass Sie fortwährend die Tendenz zum Kranksein in sich entwickeln. Denn wollten Sie nur gesund sein, so könnten Sie das, aber Sie müssten vegetieren. Wollen Sie ein Seelenleben entwickeln, wollen Sie zur Bewusstheit kommen, dann müssen Sie erst das Vegetieren haben, dann aber es ablähmen. Und so stehen sich, zwar nicht so stark wie physischer Organismus und Ich-Organisation, aber doch auch wiederum im abgeschwächten Sinne, polarisch entgegen ätherischer und astralischer Organismus, wobei der astralische Organismus dasjenige fortwährend herablähmen muss, was durch den ätherischen Organismus bewirkt wird. Daher ist wirklich dasjenige, was der astralische Organismus Tag für Tag im Menschenleben tut, ein fortwährendes Hintendieren zur Krankheit. Dasjenige, was der ätherische Organismus tut, das ist strotzende Gesundheit.“[25]

Wenn wir an dieser Stelle die Frage, warum erkrankt der Mensch, rekapitulieren, so bemerken wir als radikale Antwort, dass es unsere Fähigkeit des bewussten seelisch-geistigen Lebens ist, der wir das Krank-werden-Können zu verdanken haben. Anders ausgedrückt: das Krank-werden-Können ist der Preis für unser bewusstes Seelenleben. Insofern scheint es nicht mehr überraschend, wenn Krankheit sich in einem veränderten Bewusstsein zeigt: körperliche Krankheit in einem „leibhaftigen", an ein Organ fixiertes Bewusstsein (etwa im Schmerz), seelische Erkrankung dagegen in einem in Färbung, Qualität und Intensität besonders geprägten Erleben oder eingeengten Bewusstsein.

Diesen grundlegenden anthropologischen Gesichtspunkt zum Verständnis des Erkrankens hat Steiner an verschiedenen Stellen in den Mediziner-Vorträgen dargestellt und konkretisiert, so insbesondere in den Januar-Vorträgen 1924 (GA 316), ebenso im April 1924 (GA 316) und zuletzt in dem mit Ita Wegman gemeinsam geschriebenen Buch *Grundlegendes für eine Erweiterung der Heilkunst nach geisteswissenschaftlichen Erkenntnissen* (GA 27, Kap.II), ebenso auch in dem erwähnten Einleitungstext für das *Vademecum*. Dort heißt es: „Für das normale Leben des Menschen ist es notwendig, dass das Astralische von dem Physischen genügend stark abgehalten wird und nur als Seelisches wirkt. Denn tritt das Seelische zu stark an das Physische heran, so nähern sich die Prozesse im Physischen den außermenschlichen Vorgängen."[26]

Das Astralische hat eine doppelte Tendenz: einerseits im Leib die vegetativen Lebensvorgänge („sprießendes, sprossendes Wachstum") herab zu lähmen, und dadurch auf der anderen Seite bewusstes Erleben in der Seele zu ermöglichen. „Es muss aber zwischen diese beiden Seiten der astralischen

Tätigkeit das richtige Verhältnis herrschen. Das kann nur sein, wenn sich die ätherische Organisation in der rechten Art zwischen die Tätigkeit der astralischen und die der physischen Organisation stellt."[27]

Die astralische Tätigkeit leibunabhängig im Seelischen erlebt, ist das Gefühlsleben, sind Stimmungen, Gefühle, Leidenschaften, Affekte. Das Fühlen entsteht in der Seele (dem leibfrei tätigen Astralleib) durch ein fortwährendes Hin- und Herschwingen zwischen der astralischen (seelischen) und der ätherischen (lebendigen) Organisation, „denn es könnte kein Gefühl in Ihnen entstehen, wenn nicht dieser Astralorganismus da wäre."[28] Nur muss die herablähmende Tätigkeit des Astralleibes im physischen Leib dort durch die Aktivität der Lebensorganisation sofort wieder ausgeglichen werden. Ergebnis dieses Ausgleichs im Seelischen ist das Gefühl. Findet der Ausgleich nicht oder zu wenig statt, ist also die Lebensorganisation im Verhältnis zur Aktivität des Astralleibes, hier der Seele mit ihren Gefühlen, zu schwach, so wirkt die Seele (der Astralleib) zu stark in ein Organ, oder den ganzen Organismus, hinein und führt zur Erkrankung mit einer entzündlich- schmerzhaften Qualität. Auch der umgekehrte Fall ist möglich, dass die ätherische Lebensorganisation zu stark ist gegen die Astralische, so entsteht Erkrankung einer ganz anderen Qualität: „dann entsteht eine Wucherung, also eine Krankheit nach der anderen Seite hin."[29]

Aus dem wechselseitigen Verhältnis zwischen Seele und Lebensorganisation entstehen Gesundsein oder Krankwerden des Menschen.[30] Das Verhältnis zwischen Mensch und Welt spiegelt sich in der Polarität von Körper und Ich: „[D]as innere Gleichgewicht zwischen Krankheit und Gesundheit wird hervorgerufen durch den astralischen und den ätherischen Organismus, das Gleichgewicht zwischen Mensch und

Welt durch den polarischen Gegensatz zwischen physischem Körper und Ich-Organisation."[31]

Das Dasein des Menschen in der Welt manifestiert sich in vier Ebenen: in Leib und Leben und in Seele und Geist. Seele und Geist sind weltoffen und weltinteressiert; Leib und Leben sind körperorientiert, an den Leib gebunden. Gesundsein und Krankwerden entstehen aus der innermenschlichen Begegnung von Seele und Leben; Weltbegegnung und Welterkennen bilden sich aus dem Verhältnis von Körper und Ich in der Begegnung mit der Welt, beispielsweise bei der Wahrnehmung durch die leiblichen Sinnesorgane und der wertenden Beurteilung durch das Ich und wiederum einer möglichen anschließenden Handlung, vom Ich intendiert und durch den Körper in der Welt manifestiert. In dieser großen Beziehung zwischen Mensch und Welt ereignet sich die menschliche Biografie, die Lebensverwirklichung im Dasein durch Erleben, Erkennen und Handeln, deren innere Seiten sich zwischen Leben und Seele entfalten, in Gesundsein und Krankwerden. Selbstverständlich wirken in der Beziehung zwischen Mensch und Welt wiederum aus Erlebnissen und Beziehungen kränkende und gesundende Einflüsse auf die Seele und über sie auf den Leib.

Gesundsein und Kranksein sind immer Erscheinungsweisen des menschlichen Lebens, entstehend aus der Beziehung zwischen Seele und Lebensorganisation, die von der großen Beziehung des Menschen zur Welt, zwischen Körper und Ich, geprägt ist. Die innere Seelenhaltung eines Menschen, die aus dem Ich in der Seele sich ausdrückt, kann sich durch Bewältigung und Bewertung von Lebensereignissen wesentlich auf Gesundsein und Krankwerden auswirken.

Anmerkungen

1 Steiner R., Die geisteswissenschaftlichen Grundlagen der leiblichen und seelischen Gesundheit, Vortrag vom 06.01.1920; in: Vom Einheitsstaat zum dreigliedrigen sozialen Organismus (GA 334), Rudolf Steiner Verlag Dornach 1983, S. 47f.

2 Ebd., S. 49f.

3 Steiner R., Meditative Betrachtungen und Anleitungen zur Vertiefung der Heilkunst (GA 316), Rudolf Steiner Verlag Dornach 1967, S. 117.

4 Ebd., S. 117.

5 Ebd., S. 206.

6 Ebd., S. 207.

7 Ebd., S. 207.

8 Fintelmann V., Die Wiedergewinnung des Heilens, Info3 Verlag Frankfurt 2017, S. 99.

9 Steiner R. / Wegman I., Grundlegendes für eine Erweiterung der Heilkunst nach geisteswissenschaftlichen Erkenntnissen (GA 27), Rudolf Steiner Verlag Dornach 1977, S. 23.

10 Steiner R., Offenbarungen des Karma (GA 120), Rudolf Steiner Verlag Dornach 1968, S. 196.

11 Steiner R., Meditative Betrachtungen und Anleitungen zur Vertiefung der Heilkunst (GA 316), Rudolf Steiner Verlag Dornach 1967, S. 223f.

12 Steiner R., Geisteswissenschaft und Medizin (GA 312), Rudolf Steiner Verlag Dornach 1961, S. 66ff.

13 Steiner R., Meditative Betrachtungen und Anleitungen zur Vertiefung der Heilkunst (GA 316), Rudolf Steiner Verlag Dornach 1967; S. 34f

14 Steiner R., Die Einleitung unseres Vademecums in einer kurzen Skizze für van Leer niedergeschrieben; in: Der Merkurstab, Sonderdruck aus Heft 1, Jan. /Feb. 1988 S. 3–8.

15 Joseph E. van Leer 31.10.1880 – 02.11.1934, siehe: Treichler M. / van Leer; in: Plato B. v. (Hg.), Anthroposophie im 20. Jahrhundert, Verlag am Goetheanum Dornach 2003, S. 434f.

16 Steiner R., Die Einleitung unseres Vademecums in einer kurzen Skizze für van Leer niedergeschrieben; in: Der Merkurstab, Sonderdruck aus Heft 1, Jan. / Feb. 1988, S. 4.

17 Steiner R., / Wegman I., Grundlegendes für eine Erweiterung der Heilkunst nach geisteswissenschaftlichen Erkenntnissen (GA 27), Rudolf Steiner Verlag Dornach 1977, S. 23.

18 Vgl. hierzu: Weizsäcker v. V., Warum krank? Suhrkamp Verlag Frankfurt 2008; Suchenwirth R. M. A.: Warum krank? Herder Verlag Freiburg 1982.

19 Vgl. Anmerkung 17.

20 Steiner R. / Wegman I., Grundlegendes für eine Erweiterung der Heilkunst nach geisteswissenschaftlichen Erkenntnissen (GA 27), Rudolf Steiner Verlag Dornach 1977, S. 20.

21 „[…] das Mentale ist nicht Bestandteil einer höheren geistigen Welt. […] Die lokale Aktivierung des ZNS während mentaler Prozesse kann an der Stoffwechselaktivität und gesteigerten Durchblutung abgelesen werden. Geistiges oder Seelisches lässt sich somit als körperliches Aktivierungsmuster im ZNS beschreiben. […] das Bewusstsein dieser Vorgänge folgt mit einer gewissen Verzögerung, das heißt, es ist Folge, nicht Ursache.“ Rudolf G. / Henningsen P. (Hrsg.), Psychotherapeutische Medizin und Psychosomatik. Thieme Verlag Stuttgart 2017, S. 12.

22 Steiner R. / Wegman I., Grundlegendes für eine Erweiterung der Heilkunst nach geisteswissenschaftlichen Erkenntnissen, (GA 27), Rudolf Steiner Verlag Dornach 1977, S. 23.

23 Hüther G. / Prävention – Selbstheilungskräfte aktivieren, Deutsches Ärzteblatt 2012;109(9): A-422/B-363/C-359.

24 Steiner R. / Wegman I., Grundlegendes für eine Erweiterung der Heilkunst nach geisteswissenschaftlichen Erkenntnissen (GA 27), Rudolf Steiner Verlag Dornach 1977, S. 24.

25 Steiner R., Meditative Betrachtungen und Anleitungen zur Vertiefung der Heilkunst (GA 316), Rudolf Steiner Verlag Dornach 1967, S. 32.

26 Steiner R., Die Einleitung unseres Vademecums in einer kurzen Skizze für van Leer niedergeschrieben; in: Der Merkurstab, Sonderdruck aus Heft 1 Jan. / Feb. 1988, S. 7.

27 Ebd., S. 6.

28 Steiner R., Meditative Betrachtungen und Anleitungen zur Vertiefung der Heilkunst (GA 316), Rudolf Steiner Verlag Dornach 1967, S. 33.

29 Ebd., S. 33.

30 Fintelmann V. / Treichler M., Seele & Leib, Info3 Verlag Frankfurt 2019, S. 157–480.

31 Ebd., S. 35.

Kapitel IV

Ein neues Krankheitsverständnis für körperliche und psychische Erkrankungen

Die anthroposophische Medizin ist ihrem Wesen und ihrem Anliegen nach eine ganzheitliche psycho-somatische Medizin, die Leib und Seele zusammen sieht in differenzierter Weise und in einem konsequenten und umfassenden Sinn[1] – nämlich in dem Sinn, dass alle körperlichen Krankheiten im Sinne der anthroposophischen Menschenkunde von der Seele (dem Astralleib) ausgehen und alle psychiatrischen Erkrankungen umgekehrt vom physischen oder ätherischen Organismus ausgehen.

„Jedem denkerischen Vorgang entspricht ein Vorgang in unserem Organismus, ebenso jedem Gefühlsvorgange und ebenso jedem Vorgange, der mit dem Ausdruck Willensimpuls bezeichnet werden darf. Gleichsam könnten wir sagen: Wenn in unserem Seelenleben etwas vorgeht, wird eine Welle angeschlagen, die sich bis hinunter ins Physische des Organismus fortpflanzt.“[2]

Zur Krankheitsentstehung und der Rolle des Gefühlslebens

> „Das normale Leben des Menschen braucht die Möglichkeit krank zu werden. Nur muss ein fortwährender Ausgleich stattfinden. Sehen Sie, das macht möglich, dass man überhaupt im Gefühlsleben des Menschen außerordentlich viel von dem sehen kann, wenn man richtig zu sehen vermag, was die Krankheitsprozesse darstellen. Man kann, wenn man solche Dinge beobachten kann, lange Zeit bevor die Krankheit physisch zu diagnostizieren ist, in dem Nicht-mehr-recht-Funktionieren des Gefühlslebens das Herankommen der Krankheit konstatieren. Die Krankheit ist nur ein abnormes Gefühlsleben des Menschen. Das Gefühlsleben bleibt im Seelischen, weil im Ätherischen fortwährend ein Ausgleich da ist. Sobald der Ausgleich nicht mehr stattfindet, stößt das Gefühlsleben in den physischen Leib hinunter, verbindet sich mit dem Körper, sobald also das Gefühlsleben in das Organ hineinschießt, ist die Krankheit da. Kann also der Mensch normalerweise das Gefühl in der Seele behalten, ist er gesund; kann er das nicht, schießt das Gefühl irgendwo in die Organe hinunter, so entsteht die Krankheit. Ich sage das einleitungsweise aus dem Grunde, weil Sie daraus sehen, wie notwendig es ist, dass der Arzt wirklich ein feines Auge hat, auch für das menschliche Seelenleben. Und im Grunde genommen kann man gar nicht den Sinn entwickeln für Diagnostizieren, wenn man nicht einen feinen Blick für das menschliche Seelenleben hat."[3]

Es sind also nicht nur die seelisch-geistigen Fähigkeiten im Allgemeinen, die auf dem Weg des Erkrankens entscheidend mitwirken, sondern es ist im Besonderen das Gefühlsleben, das bei der Pathogenese (Krankheitsentstehung) leiblicher Erkrankungen wesentlich beteiligt ist.

Das war in den zwanziger Jahren des 20. Jahrhunderts (1924) eine in der Medizin neue und unbekannte Darstellung. Erst um die Mitte des 20. Jahrhunderts und in den folgenden Jahrzehnten wurde dieses Phänomen in der Psychosomatischen Medizin bekannt und anerkannt (vergleiche später in diesem Kapitel).

Fühlen und Gefühle

Das Gefühlsleben ein zentrales Element des Seelenlebens.

Fühlen und Gefühle stellen sich ein, sie kommen ungerufen in unser Bewusstsein. Wir können Gefühle nicht willkürlich machen. Gefühle bilden sich als Antwort oder Reaktion auf Wahrnehmungen, Erinnerungen, Vorstellungen oder Absichten. Gefühle können angenehm oder unangenehm erlebt und positiv oder negativ von uns bewertet werden, sie sind in Polaritäten orientiert. Gefühle sind subjektiv, sie sind eine persönliche Antwort von uns auf – innerlich oder äußerlich – Erlebtes. Sie sind immer bedeutungsvoll. Sie sind nicht weniger wichtig und sinnvoll als unsere Gedanken oder Willensabsichten. Aber sie sind anders.

Was sind Gefühle?

Gefühle sind – schwer zu fassende – innere, seelische Erlebnisse, die unsere Seele bewegen, die uns glücklich, aber auch unglücklich machen können, die wir freudig erleben können oder als sehr unpassend empfinden. Sie können zart und zerbrechlich sein und unserer Pflege bedürfen, aber sie können auch eine starke Energie besitzen, die uns innerlich und auch äußerlich bewegt, auch wenn wir es vielleicht nicht wollen. Es ist nicht unmöglich, aber meist schwer, sich gegen starke Gefühle zu stemmen, sich nicht von ihnen bewegen zu lassen. Diese Bewegungsenergie drückt sich auch in dem Wort *Emotion* aus, mit dem wir allgemein starke Gefühle bezeichnen, die uns meist zu einem entsprechenden Verhalten bewegen (dann nennen wir sie Affekte).

Gefühle können stärker sein als Stimmungen, und sie können unsere Stimmung beeinflussen, prägen. Sie können uns „Flügel verleihen", aber auch uns „bleischwer" erleben lassen. Gefühle haben eine große Spannbreite an Erlebnisqualität, sie reichen von „himmelhochjauchzend" bis „zu Tode betrübt", also von den extremen Qualitäten des Daseinserlebens. Gefühle sind polarisch, in Gegensätzen orientiert.

Ein Leben ohne Gefühle können wir uns nicht vorstellen, auch wenn sie uns manchmal das Leben schwer machen. Gefühle treten in der Regel als Begleitung auf: sie begleiten unsere Wahrnehmungen, Erinnerungen, Gedanken, Vorstellungen, Wünsche und Willensabsichten. Sie treten dann als Zuneigung oder Abneigung, als Angst oder Freude, Sorge oder Glück, Ärger oder Lust, Trauer oder Fröhlichkeit, Wut oder Zufriedenheit auf, um nur einige der möglichen Grund-Gefühle zu nennen.

Gefühle stehen für die Höhen und Tiefen des Lebens wie auch für jeden Augenblick, sie sind unsere stetigen Begleiter, auch wenn wir sie nicht immer bemerken, weil sie auch sehr still im Hintergrund bleiben können. Oft sind sie flüchtig und unaufdringlich, gelegentlich aber auch heftig und nicht zu überhören. Sie beeinflussen uns wohl mehr, als uns bewusst und lieb ist, machen uns manche Entscheidungen leicht – und andere schwer. Gefühle zeigen uns, inwiefern wir betroffen sind von dem, was wir erleben, was uns wichtig ist, was uns berührt, was uns angeht, indem sie sich deutlich in unserer Seele, aber oft auch in unserem Leib bemerkbar machen – indem sie uns in Stimmungen versetzen, nachdenklich oder erregt machen, zu Handlungen anregen, uns hemmen oder sogar lähmen. Gefühle lassen uns unsere Erlebnisse und Erfahrungen bewerten, nicht immer bewusst reflektiert, aber spürbar und wirksam. Das bedeutet, Gefühle können bewusst wahrgenommen und an Leib und Seele gespürt werden, oder sie können unbewusst bleiben, sind aber dabei nicht weniger wirksam. Sie können zu einem uns selbst unbekannten Antrieb, zu Verhaltensweisen führen, die wir dann selbst nicht immer verstehen und nachvollziehen können.

„Emotionen“, so schreibt der Hirn- und Verhaltensforscher Gerhard Roth, „greifen in die bewusste Verhaltensplanung und Verhaltenssteuerung ein, indem sie bei der Handlungsauswahl mitwirken und bestimmte Verhaltensweisen befördern. Hierbei spricht man von Motivation. Als Wille ‚energetisieren‘ sie die einen Handlungen bei ihrer Ausführung und unterdrücken aus Furcht oder Abneigung andere. Sie steuern unsere Gedanken, Vorstellungen und insbesondere unsere Erinnerungen.“[4]

Gefühle können normalerweise bewusste seelische Erlebnisse sein, aber häufig lassen wir unsere Gefühle nicht bis in unser Tageswachbewusstsein kommen, weshalb sie dann ein Eigenleben entwickeln und sozusagen als „Unbekannte“ in uns wirken und zu Verhaltensweisen führen, die wir nicht rational begründen können, weil wir sie nicht gedacht, sie nicht bewusst und willentlich getan haben, sondern eben emotional, affektiv, unbewusst. Das macht uns selbst unser gefühlsmäßiges Handeln oft ‚verdächtig', weil wir seine unbewusste Motivation nicht kennen. Jedenfalls zunächst noch nicht kennen. Gefühle sind mit dem Verstand nicht immer zu begreifen. Sie entziehen sich der Ratio des Kopfes. Gefühle sind irrational – aber deshalb nicht unwichtig! Und sie haben deshalb auch nicht weniger recht. Vielmehr haben sie eine andere Qualität, ein anderes Werte- und Orientierungssystem.

Umstritten ist, ob es eine bestimmte Anzahl von „Basisemotionen" oder „Grundgefühlen" gibt, oder ob sich alle Gefühle, Emotionen, Affekte auf die Grundpolarität „positiv – negativ; angenehm – unangenehm" zurückführen lassen[5]. Steiner vertritt diese polare Gliederung des Gefühlslebens, ebenso – aber von dem lernpsychologischen Grundgedanken von Belohnung versus Bestrafung ausgehend – der britische Neurophysiologe Edmund Rolls[6]. Belohnung ist für Rolls dasjenige, was ein Mensch (oder ein Tier) anstrebt, Bestrafung dasjenige, was er vermeiden will. Insofern sollen Emotionen nach Rolls durch Belohnung oder Bestrafung definiert, hervorgerufen, verändert oder vermieden werden können. Das scheint allerdings nicht für alle Gefühle oder Emotionen zuzutreffen; so lassen sich beispielsweise Gefühle wie Trauer, Verliebtsein, Freude, Glück, Angst nicht durch Belohnung oder Bestrafung definieren oder vermeiden.

Gefühle, Emotionen, Affekte und Stimmungen sind nicht identisch, auch wenn sie häufig synonym verwendet werden. „Eine scharfe Unterscheidung zwischen Affekten, Emotionen und Stimmungen ist hingegen nicht möglich. Affekte (Wut, Ärger usw.) sind meist impulsiv und reaktiv, Emotionen (Freude, Furcht, Enttäuschung usw.) milder in ihrer Intensität und deutlicher von Lernen und Erfahrung beeinflusst, Stimmungen (Zufriedenheit, Trauer, Angst usw.) halten in der Regel länger an. Es gibt aber viele Übergänge zwischen diesen Klassen von Zuständen."[7]

Dieser Einteilung muss man nicht unbedingt zustimmen, man kann diese Phänomene auch anders interpretieren. So kann man, wenn auch unscharf und mit fließenden Übergängen, doch der Intensität nach differenzieren: Empfindung – Gefühl – Emotion – Affekt (zu den Stimmungen siehe unten). Eine konkrete und hilfreiche Unterscheidung ist die nach der Leibnähe oder -ferne und der Beziehung zur Handlungsbereitschaft. Wir kennen leibnahe Gefühle, die unsere Befindlichkeit beeinflussen oder bestimmen wie: Hunger, Durst, sexuelles Bedürfnis, Bewegungsdrang, innere Ruhe oder Unruhe. Weiterhin können wir uns gesund, lebhaft, krank, entspannt oder angespannt fühlen, frisch und beschwingt oder schlapp, tatkräftig oder müde, erschöpft, niedergeschlagen oder erregt. Bei dieser natürlich unvollständigen Aufzählung ist der polare Charakter auch der leibnahen Gefühle offensichtlich. Weniger leibnah erleben wir Befindlichkeitsgefühle wie beispielsweise: fröhlich, freudig, ängstlich, ärgerlich oder mutig, verzagt, missmutig, schwermütig, ärgerlich, zornig, wütend, glücklich, unglücklich, hoffnungsvoll oder hoffnungslos, zufrieden oder unzufrieden. Neben diesen Gefühlen, die auf die Befindlichkeit bezogen sind, kennen wir noch Gefühle, die sich auf Gegebenheiten und Situationen beziehen, in denen man sich befindet, die aber außer uns sind, wie zum Beispiel: Heimweh, Sehnsucht, Alleingelassensein, Verlassenheit, Geselligkeit, Unterstützung, Bedrohung, Gefahr oder Feierlichkeit, Festlichkeit.

Schließlich, für Gesundsein und Krankwerden von besonderer Bedeutung sind Gefühle, die mit unserem Selbstwerterleben, dem Selbstwertgefühl zusammenhängen. Im positiven Sinn können dies sein: Energie, Kraft, Leistungsfähigkeit, Selbstbestimmung, Anerkennung – gegen die negativ wirkenden Gefühle: Scham, Schuld, Insuffizienz, Versagen.

Wir können aus dieser Aufzählung eine deutliche Gliederung von Gefühlen, die sich in ihrer Intensität zu Emotionen oder Affekten, und teilweise auch zu pathologischen Zuständen steigern können, herauslesen:

1. Eine Gruppe leibabhängiger Gefühle: Hunger, Durst, Sexualität;
2. eine Gruppe leibnaher, unsere Befindlichkeit prägende „Vital-Gefühle“[8]: frisch, beschwingt, wohlauf, schlapp, müde, unwohl, erschöpft;
3. eine Gruppe von leibunabhängigen, sozialen oder situativen Gefühlen, die unsere Stimmungen beeinflussen können: Angenommensein, Alleingelassensein, Verlassensein, Bedrohungsgefühl, Unterstützung, Festlichkeit; zu dieser Gruppe gehört ein besonders wichtiges Gefühl, das mit Recht eine Sonderstellung einnimmt: das Mitgefühl, die Empathie – die Fähigkeit also, im eigenen Fühlen mit dem Mitmenschen mitgehen, mitfühlen zu können und auf diese Weise zu einem nicht verstandesmäßigen, sondern eben gefühlsmäßigen, emotionalen Verstehen zu kommen.
4. eine Gruppe von Gefühlen, die unser Selbstwerterleben bestimmen: Kraft, Leistungsfähigkeit, Selbstbestimmung, Anerkennung, Scham, Schuld, Versagen.

Diese Gliederung der Gefühle[9] zeigt, dass sich Gefühle nicht nur auf uns selbst beziehen, sondern auch – immer, aber in unterschiedlichen Verhältnissen – auf unsere Mitwelt, auf die Situationen, in denen wir uns befinden.

Wie wir Situationen erleben und mit ihnen umgehen können, hängt wiederum mit unserer Gestimmtheit zusammen, mit unseren Stimmungen.

Zu den Stimmungen

Von den beschriebenen Gefühlen sind die Stimmungen zu unterscheiden. Ich folge hierin Otto Friedrich Bollnow[10]: „Als die unterste Stufe liegen dem gesamten seelischen Leben die ‚Lebensgefühle' oder ‚Stimmungen' zugrunde. Sie stellen die einfachste und ursprünglichste Form dar, in der das menschliche Leben seiner selbst – und zwar immer schon in einer bestimmt gefärbten Weise, mit einer bestimmt gearteten Wertung und Stellungnahme – inne wird. Dabei können an dieser Stelle die rein leiblichen Gefühle (des Hungers, des Durstes, der Müdigkeit usw.) beiseitegelassen werden, in denen der Mensch eines bestimmten Zustandes seines Leibes gewahr wird. [...] Von ihnen unterscheiden sich die Stimmungen im eigentlichen Sinn dadurch, dass sie eine den ganzen Menschen von den niedersten bis zu den höchsten Bereichen gleichmäßig durchziehende Grundverfassung darstellen, die allen seinen Regungen eine bestimmte, eigentümliche Färbung verleiht. Wir sprechen darum (im Anschluss an Heidegger) zweckmäßig von ‚Grundbefindlichkeiten' des menschlichen Daseins.

Hierhin gehören, um nur einige vorläufige Beispiele anzuführen, die Stimmungen der Fröhlichkeit und Traurigkeit, der Lustigkeit und Ausgelassenheit wie der Niedergeschlagenheit und dumpfen Benommenheit, der ruhigen Entspanntheit wie der angespannten Angst und Besorgtheit. Die Sprache verdeutlicht die Stimmungen gern im Bild der Höhenlage und kennzeichnet sie dadurch als ein bestimmtes Gefühlsniveau. So spricht sie von ‚gehobenen' und ‚gesenkten' oder ‚niedergedrückten' Stimmungslagen, von ‚flachen' oder ‚tiefen' Stimmungen."[11]

Stimmungen sind dementsprechend als „Grundbefindlichkeiten" zu verstehen, die einerseits mit Temperament, Charakter, Persönlichkeit, Lebenserfahrung, Lebenssituation und Schicksal des Menschen zusammenhängen und von der inneren Seelenhaltung des Menschen abzugrenzen sind, insofern die innere Haltung[12] eine vom Ich geprägte, selbstbestimmbare innere „Form" ist, die mir Halt und die Chance gibt, mit den Gegebenheiten und Situationen, mit den Herausforderungen des Lebens sinnvoll umgehen zu können.

„Man erkennt den strengen Sinn der Stimmung als der Grundverfassung des menschlichen Daseins am besten, wenn man sie gegen den verwandten Bereich der Gefühle im eigentlichen Sinn abzugrenzen versucht."[13]

Gefühle sind in der Regel auf etwas oder jemanden gerichtet, in diesem Sinn sind sie ‚intentional' auch wenn sie nicht bewusst ‚gemacht' oder ‚hergestellt' werden können. Sie haben in unserer Gliederung entweder einen ‚Ort' ihrer gerichteten Herkunft (bei den leibabhängigen und leibnahen Gefühlen, hier liegt die Gerichtetheit auf Selbsterhaltung und auf der bewusst erlebten Befindlichkeit), oder sie sind gerichtet auf die Situation, in der und für die sie entstehen, wobei sie in diesem Fall eine doppelte Gerichtetheit aufweisen, insofern sie ja auch wieder auf den Menschen gerichtet sind, dem sie mit dem Gefühl der Furcht beispielsweise eine besondere Aufmerksamkeit ermöglichen oder durch Mitgefühl eine besondere Qualität des Verstehens. Gefühle sind also, im Unterschied zu den Stimmungen, gerichtet, zielgerichtet; das bedeutet, sie haben eine Intention, ein Telos, eine Aussagekraft und Bedeutung, sowohl für den Menschen, der das Gefühl erlebt, wie auch für die Situation oder Beziehung, in der er es erlebt. Gefühle sind janusköpfig, doppelgesichtig, mehrdeutig, nie sinnlos.

Zusammenfassung

Gefühle sind *ein* Ausdruck unserer Innerlichkeit (nicht der einzige), sie entstehen in unserer Seele, aus der seelisch-empfindenden Beziehung zwischen uns und unserer Mitwelt. Gefühle sind ein Geschehen unserer Seele, aber sie haben meist eine enge Beziehung zum Leib oder zu speziellen Organen oder Organsystemen; sie werden je nach Persönlichkeit und Situation ihres Auftretens unterschiedlich erlebt und ausgedrückt. Sie werden je nach ihrer erlebten Qualität (angenehm – unangenehm) sehr verschieden interpretiert und bewertet, ausgesprochen, gezeigt oder verschwiegen und verheimlicht, gar verdrängt und unterdrückt. Gefühle haben uns immer etwas zu sagen, sie haben immer eine Botschaft, aber sie beziehen sich nie nur auf uns oder auf die Welt, sondern immer auf beides. Manchmal, so scheint es, wollen wir die Botschaft unserer Gefühle lieber nicht zur Kenntnis nehmen. Vielleicht weil unsere Gefühle mitunter mehr über uns und unsere Mitwelt verraten, als uns recht ist.

Gefühle entstehen und leben im „Zwischen“, ihr Lebenselement ist die Atmung, die Luft, das Verbindende und Flüchtige, das Bewegende oder Bedrückende, die Beziehung, der lebendige Zwischenraum.

Wir können gar nicht gefühllos, ohne Gefühle leben; aber wir können unseren Gefühlen die ihnen gebührende Aufmerksamkeit und den ihnen zustehenden und angemessenen Ausdruck verwehren; wir können ihnen unser Wachbewusstsein verweigern und sie in unbewusste Regionen unserer Seele oder unseres Leibes verbannen. Das hat allerdings spürbare Folgen für die Betroffenen.

Für die Phänomene von Gesundheit und Krankheit sind aber nicht die Gefühle wesentlich, denn diese können gesund oder krank sein. So kann es beispielsweise gesunde Trauer und eine pathologische Trauerreaktion geben, gesunde Angst und krankhafte Angst, gesunde Wut und pathologische Wut. Wesentlich für Gesundsein oder Krankwerden sind nicht die Gefühle, sondern das Fühlen.

Zum Fühlen

Fühlen ist die Seelenfähigkeit, der psychische Prozess, der zu Gefühlen führt, der es uns ermöglicht, Gefühle wahrzunehmen, zu spüren, mehr oder weniger bewusst zu erleben. Gefühle sind das Ergebnis des Fühlens, wenn es uns zu Bewusstsein kommt. Aber nicht jedes Fühlen kommt uns als ein Gefühl zu Bewusstsein.

Gefühle sind seelische Erlebnisse, die den Menschen von innen her bewegen. Sie können von außen oder von innen angeregt werden (von Wahrnehmungen, Erinnerungen, Vorstellungen …).

Das Fühlen ist selbst beweglich; es ist nie fest oder starr, es kommt nicht zum Stillstand, es ist immer im Fluss.

Das Denken (zu einem Thema) kommt in einer Vorstellung, einem Begriff, einer Definition zu seinem Ende. Das

Denken strebt auf einen Punkt hin: die Erkenntnis, die abschließende Definition einer Sache. Das schafft Zufriedenheit, innere Ruhe.

Das gezielte Wollen (einer Sache) kommt in der entsprechenden Handlung zum Abschluss. Dann tritt Befriedigung ein. Das Ergebnis steht.

Das Fühlen hat keinen natürlichen Endpunkt. Es bleibt in Bewegung, im Fließen. Wenn wir in unserem Fühlen zur Ruhe kommen wollen, weil eine ständige innere Bewegung anstrengend ist und uns in innere Unruhe versetzen kann, so bringen wir das Fühlen entweder durch Denken, mit einem Urteil, zur Ruhe, oder durch eine dem Fühlen entsprechende Willenshandlung. Ärgern wir uns ständig über einen Menschen in unserer Nähe, so ist es schwierig, dem andern zu begegnen; der Ärger kann uns „auffressen"; kommen wir aber zu einem Urteil, dass der andere vielleicht recht hat, oder sich in einem verzeihlichen Irrtum befindet, so können wir besser damit zurechtkommen; oder wir entschließen uns, etwas zu tun, zum Beispiel einen Vermittler zu fragen, oder durch eine andere angemessene Handlung die Situation zu klären, so finden wir auch unsere Ruhe wieder. Das Fühlen, in diesem Fall das Fühlen eines unangenehmen Gefühls, kann durch urteilendes Denken oder durch willentliches Handeln zur Ruhe gebracht werden.

Das Fühlen lebt in unserer Seele zwischen Denken und Wollen. Es pendelt und vermittelt, es kann ausgleichen, anregen, impulsieren, hemmen.

Unser Fühlen kann unser Denken und Wollen beeinflussen, in jede Richtung; viel davon geschieht ohne unser Wachbewusstsein: wir spüren „irgendeine" hemmende oder motivierende Kraft, die uns antreibt oder lähmt. Das Fühlen hat eine einflussreiche Mittelstellung.

Unser Denken kann durch das Fühlen milder, wärmer, anteilnehmender, mitfühlender werden, aber auch weniger klar, weniger hart, weniger entschieden, offener; unser Wollen kann durch das Fühlen warmherziger, weicher, überzeugender, engagierter und begeisternder, aber auch emotional, affektiv, dumpf, unbeherrscht, aggressiv werden. Unsere Vorsätze und Entscheidungen und das, was wir in Handlungen umsetzen, werden durch unser Fühlen gemildert, weniger hart, kompromissbereiter und mit mehr Wärme versehen, nicht so radikal oder gar gefühllos, wie wir manchmal denken können; vielmehr anteilnehmend, einfühlsam und mitfühlend mit unseren Mitmenschen. Unser Fühlen ist beweglich, fließend, unsere Gefühle schwanken zwischen Polaritäten: angenehm oder unangenehm, lustvoll oder schmerzvoll, sympathisch oder unsympathisch, Liebe oder Hass.

Fühlen[14] ist nicht Denken und nicht Wollen. Fühlen ist immer dazwischen. Wenn wir das Denken als klar, durchsichtig, eindeutig, fest und konzentriert charakterisieren können und das Wollen demgegenüber als kraftvoll, warm, immer in Bewegung, vielgestaltig, raumgreifend, erfüllend – so erscheint das Fühlen dazwischen wie beweglich fließend, von wechselnder Temperatur und Gestalt, nicht fest, formbar und immer mit der Neigung, zum einen oder zum anderen Pol, also zum Denken oder zum Wollen hinzugehen. Das Fühlen ist flüchtig, luftig, während das Denken tendenziell verhärtet oder das Wollen sich in Bewegung auslebt und die Welt verändert.

Im Denken sind wir in unserem Kopf wachbewusst; im Wollen dagegen sind wir gewissermaßen schlafend unbewusst, wenn sich der Wille durch unseren Organismus auslebt, im Stoffwechsel-Gliedmaßen-System.

Im Fühlen träumen wir, sind hier und da gleichzeitig, alogisch, irrrational; im Fühlen haben wir ein eigenes Zeitgefühl, das unabhängig von der gemessenen Zeit unser Erleben prägt; wir können unsere Gefühle zwar spüren, aber doch nicht greifen, nicht festhalten; Gefühle sind vergänglich, wenn wir sie nicht mit Gedanken, mit Erkenntnissen uns zu eigen machen, oder durch Taten, durch unser Verhalten in der Welt sichtbar machen.

Das Denken lebt von der Vergangenheit, von dem Gewordenen, auch wenn es sich auf die Zukunft richtet, so geht es von dem aus, was ist, und richtet sich darauf, wie es anders sein könnte oder sollte.

Das Wollen lebt von der Zukunft, richtet sich an die Zukunft, indem es die Zukunft gestalten, nicht aber die Vergangenheit verändern kann. Die Vergangenheit können wir im Nachdenken nur nachträglich neu interpretieren und damit ihre Bedeutung und Wirksamkeit beeinflussen.

Das Fühlen lebt in der Gegenwart. Gefühle sind ganz Gegenwart, gegenwärtig und vergänglich; aber sie sind als Inhalt unserer Seele auch in unserer Erinnerung vorhanden und können durch neue Reize jederzeit wieder aus ihrem Schlaf des Vergessens erwachen und uns mit ihrer Gegenwart überraschen; oft mit einer so großen Kraft, dass wir als Betroffene selbst nicht wissen, wie uns geschieht. So können wir von Erinnerungen gefühlsmäßig „überrannt", überwältigt werden, was dann beispielsweise zu affektbetonten Handlungen führen, oder uns in unserem Tun lähmen kann – wie wir es beispielsweise bei den Posttraumatischen Erkrankungen kennen, aber auch bei Depressiven Erkrankungen.

Fühlen ist die mittlere Grundfähigkeit unserer Seele. Sie vermittelt zwischen Denken und Wollen, zwischen Leib und Seele sowie auch zwischen Seele und Welt. Insofern hatten wir gesehen, dass wir motivierende oder nachdenklich stimmende Gefühle haben können, leibnahe Gefühle, leibfreie Gefühle und weltoffene Gefühle.

Durch unser Fühlen erleben wir *uns* in der Beziehung zur Welt und *die Welt* in der Beziehung zu uns selbst.

Die Bedeutung des Fühlens für Gesundsein und Krankwerden – Ein psychosomatisches Krankheitsverständnis

„Zwischen der Vorstellung und der Bewegung tritt im gesunden Zustand ein Fühlen ein, das nur seelisch wirkt. Es lehnt sich nicht deutlich an ein körperlich Organisches an. Im kranken Zustand ist das aber der Fall. Das Fühlen, das im gesunden Zustande als losgelöst von dem physischen Organismus erlebt wird, verbindet sich im kranken mit diesem. Die Vorgänge des gesunden Fühlens und des kranken Erlebens erscheinen dadurch in ihrer Verwandtschaft.“[15]

Noch deutlicher hatte Steiner diesen Zusammenhang am 3. Januar 1924 ausgesprochen: „Die Krankheit ist nur ein abnormes Gefühlsleben des Menschen. Das Gefühlsleben bleibt im Seelischen, weil im Ätherischen fortwährend ein Ausgleich da ist. Sobald der Ausgleich nicht mehr stattfindet, stößt das Gefühlsleben in den physischen Leib hinunter, verbindet sich mit dem Körper, sobald also das Gefühlsleben in das Organ hineinschießt, ist die Krankheit da. Kann also der Mensch normalerweise das Gefühl in der Seele behalten, ist er gesund; kann er das nicht, schießt das Gefühl irgendwo in die Organe hinunter, so entsteht die Krankheit.“[16]

Das Gefühlsleben, also das Fühlen, das Erleben von Gefühlen soll in der Seele erlebt und „behalten“ werden. Denn da gehört es hin, als bewusstes seelisches Erleben. Gelingt das nicht, sind zwei naheliegende Gründe dafür zu sehen: Erstens kann der Ausgleich durch den Ätherleib, also die Lebensorganisation, zu schwach sein, sodass ein Ausgleich nicht gelingt (aus welchen Gründen bleibt offen); oder es ist zweitens das Fühlen zu stark, die Gefühle sind zu übermächtig, sodass sie den physiologischen Ausgleich der Lebensorganisation durchbrechen und bis in den physischen Leib durchstoßen. Wahrscheinlich wirken oft beide Varianten zusammen. Im Leib, in einem Organbereich, führen sie dann zur Erkrankung, wobei zunächst offenbleibt, zu welcher Art von Erkrankung. „Man sehe dagegen, wie das bewusste Geistesleben verschärft wird, wenn ein Organ erkrankt. Schmerz stellt sich ein oder wenigstens Unlust oder Unbehagen. Das Gefühlsleben erhält einen Inhalt, den es sonst nicht hat."[17]

Wenn nun Gefühle nicht in der Seele gehalten, das heißt, nicht erlebt und ausgedrückt werden können, sondern unbewusst in den Leib, in ein Organ „hineinrutschen", so können es „reine" Gefühlsqualitäten sein (nicht fest und nicht auflösend, sondern lebendig fließend, sich ausbreitend), aber auch die Übergänge vom Gefühl zum Gedanken oder zum Willen – je nach der Persönlichkeit, nach dem Reaktions- oder Konstitutionstypus des Menschen – können sich in verschiedenen Folgen einstellen: Es kann die Qualität des warmen, auflösend-beweglichen Stoffwechsel-Willen-Lebens vorherrschen, so typischerweise bei Menschen, die wir als „Handlungstyp", als „Macher", als „Willensmenschen" bezeichnen; oder, im Gegensatz dazu, bei den „Kopfmenschen", bei den intellektuell betonten Sinnes-Nervenmenschen, kann die Kälte- und Verfestigungstendenz des Denkens sich in körperlichen Symptomen durchsetzen. Auf diese Weise entstehen im Leib durch die Somatisierung des Gefühlslebens auch die Tendenzen zu Auflösung und Erwärmung (Entzündung) einerseits sowie Ablagerung und Verhärtung (Sklerose) andererseits. Beide als Folge eines somatisierten Gefühlslebens, geprägt von einer der beiden polaren Tendenzen, zu denen sich das Fühlen hinneigt, wenn es nicht genügend als seelisches Erleben bewusst werden und ausgedrückt werden kann. Wird das Fühlen insbesondere in den Qualitäten des Selbstgefühls und des Selbstwertgefühls zu wenig gepflegt und gelebt, so kann es seelisch unter- oder un- entwickelt erscheinen und ohne in der Seele zu Gedanke oder Wille zu tendieren sich primär somatisieren – als Phänomen eines Verlustes an Selbstgefühl, das sich im Organischen in „reiner", fließend-lebendiger Qualität ohne deutliche Tendenz zu Auflösung oder Verhärtung somatisiert. Es wird als seelisches Gefühl „ignoriert", nicht beachtet; so fehlt diese für ein gesundes Selbsterleben wichtige Mitte des Gefühlslebens und die polaren Tendenzen des Sinnes-Nervensystems (Denken) und des Stoffwechsel-Bewegungssystems (Wollen) – das heißt die Tendenzen von Formung und Auflösung, von Verhärtung und Wachstum – treffen in der Somatisierung unvermittelt aufeinander und führen zu einer folgenschweren Vermischung der Polaritäten im Leiblichen. Es entstehen aus Form und Auflösung → Gestaltverlust und aus dem Aufeinandertreffen von Verhärtung und Wachstum → Neubildung; beides zusammen kann sich zu Wucherung und Gestaltzerstörung entwickeln: der Krebserkrankung.[18]

Das Gefühlsleben in der Seele zu erleben, die eigenen Gefühle wahrzunehmen, achtsam mit ihnen umzugehen, sie wirklich zur Kenntnis zu nehmen, ihre „Botschaft" zu hören und eine angemessene Umgangsmöglichkeit des Ausdrucks oder der Handlung für sie zu finden, ist für das Gesundsein oder

Krankwerden von großer Bedeutung. Das haben für die Psychotherapeutische Medizin 1973 die amerikanischen Forscher John Case Nemiah (1918–2019) und Peter Emanuel Sifneos (1920–2008) in dem Phänomen der Alexithymie[19], der „Wortlosigkeit für Gefühle" beschrieben.

Zur Alexithymie

Kommt eine solche „Wortlosigkeit" für Gefühle nur in bestimmten Situationen vor, so ist das gewissermaßen „normal", muss aber nicht so sein und bleiben. Es gibt aber auch Menschen (in Deutschland sollen es zehn Prozent der Bevölkerung sein[20]), die dauerhaft darunter leiden, ihre Gefühle nicht zu spüren. Anstelle von seelischen Gefühlen spüren sie hauptsächlich körperliche Veränderungen, Befindlichkeitsstörungen, ohne einen Zusammenhang mit ihrem seelischen Erleben, mit Konflikten oder Problemen, zu bemerken. Seitdem gilt die Alexithymie als ein „Psychosomatisches Phänomen", durch welches die Entstehung psychosomatischer Erkrankungen als Ausdruck einer Somatisierung von Gefühlen erklärt werden kann.

Soweit das von Steiner in den Jahren von 1920 bis 1924 dargestellte neue Krankheitsverständnis für die leiblichen Erkrankungen, die wir in einem umfassenden Sinn psychosomatisch nennen dürfen.

Für die psychiatrischen Erkrankungen hat Steiner ebenfalls ein neues Verständnis ihrer Entstehung beschrieben.

Zu einem Verständnis seelischer (psychiatrischer) Erkrankungen

Zu Beginn des 20. Jahrhunderts nannte man sie vielfach noch „Geistes- und Gemütskrankheiten". Deshalb sprach Steiner, wenn er von den psychiatrischen Erkrankungen sprach, von den „sogenannten Geisteskrankheiten", weil es für ein anthroposophisches Verständnis keine Geisteskrankheiten geben kann. Denn, darauf machte Steiner bereits am 2. April 1920 aufmerksam, dass „der Geisteswissenschaftler [...] schon geärgert wird bei dem bloßen Ausdruck Geisteskrankheit, denn es ist töricht, den Ausdruck Geisteskrankheit zu gebrauchen, weil der Geist immer gesund ist und eigentlich nicht erkranken kann. Es ist ein Unsinn, von Geisteskrankheiten zu sprechen. Es handelt sich immer darum, dass der Geist in seiner Fähigkeit, sich zu äußern, von dem physischen Organismus gestört wird, und nie um eine eigentliche Erkrankung des geistigen oder seelischen Lebens selber. Das sind alles nur Symptome, was da auftritt."[21]

Ähnlich hatte es auch Karl Jaspers in seiner *Allgemeinen Psychopathologie* bereits 1913 geschrieben: „Der Geist kann nicht erkranken. [...] aber der Geist wird getragen vom Dasein. Die Erkrankung des Daseins hat Folgen für die Verwirklichung des Geistes, diese kann gehemmt, verschoben, gestört, sie kann auch gefördert und auf einzige Weise ermöglicht werden." [22]

Wenn wir also von psychiatrischen Erkrankungen sprechen, so sind das zum einen die Psychosen, die zu Steiners Zeit eben als „Geistes- und Gemütskrankheiten" bezeichnet wurden; zum anderen sind es die nicht-psychotischen Erkrankungen, die man früher Neurosen nannte, die zu Steiners Zeit und auch von ihm „neurotisch, hysterisch, neurasthenisch“ oder „funktionell“ genannt wurden. Sie sind von den Psychosen (vor allem die früher endogen genannten Schizophrenien und die manische Manifestation der Bipolaren Erkrankung sowie die Depression mit psychotischen Symptomen) abzugrenzen. Dies gilt ganz besonders für die therapeutischen Ansätze aus dem zu schildernden Krankheitsverständnis der „sogenannten Geisteskrankheiten“, also der psychotischen Erkrankungen im engen Sinn.

Bereits in dem sogenannten Votum *Zur Psychiatrie* hat sich Steiner zur Entstehung psychiatrischer Erkrankungen geäußert[23] – und zwar mit bemerkenswerten Hinweisen: „[M]an wird eine Brücke schlagen können zwischen dem Psychischen und dem Physischen im Menschen. Es muss das Psychische und das Physische in der Vorstellung anders aussehen, als es heute aussieht, wenn man eine Psychiatrie im Ernste will. […] Und die Tatsachen der Psychiatrie, die sind im Grunde genommen noch schwieriger zu beobachten, weil sie eine größere Vorurteilslosigkeit erfordern als die Tatsachen der physischen Gesetzwirkung.“[24]

Die angesprochene Brücke zwischen dem Psychischen und dem Physischen hatte Steiner 1917 unter dem Begriff der Dreigliederung erstmals schriftlich dargestellt[25] und danach immer wieder aufgegriffen. Weiterhin hatte Steiner in Vorträgen 1921[26] auf besondere Zusammenhänge zwischen den inneren Hauptorganen – Herz, Lungen, Leber und Nieren – und seelischen beziehungsweise psychopathologischen Erscheinungen hingewiesen, die für die anthroposophische Psychiatrie von besonderer Wichtigkeit sind.[27] Eine ausführliche Darstellung und einen Versuch der Einordnung der verschiedenen Äußerungen Steiners zu den seelischen Erkrankungen findet man bei von Laue und Rißmann 2019.[28]

In dem erwähnten Votum *Zur Psychiatrie* stellt Steiner

drei Aspekte heraus, die für die Entstehung psychischer Erkrankungen wesentlich sind: einen „Kräftekomplex psycho-organischer Natur", der die eigentliche Ursache einer seelischen Erkrankung darstellt, die aber allein nicht ausreichend ist für die Manifestation der Erkrankung. Hinzu kommen die sozialen, familiären und sonstigen Beziehungen und Verhältnisse, in denen der Mensch sich befindet und von denen er „beeinflusst" wird. „Der Mensch ist viel mehr ein, auch im tieferen Sinne genommen, soziales Wesen, als man gewöhnlich meint. Und insbesondere lassen sich eigentlich psychische Erkrankungen in den seltensten Fällen bloß beurteilen nach, sagen wir, der Biografie des einzelnen, isolierten Individuums. Das ist fast ganz unmöglich."[29]

Diese Betonung des Faktors der sozialen Beziehungen und Verhältnisse bei der Entstehung psychischer Erkrankungen sollte nicht unterschätzt werden.

Als dritten und entscheidenden Faktor für die Manifestation einer Erkrankung nennt Steiner die *Konstitution* des Menschen. Die Konstitution, wir verstehen darunter die Gesamtverfassung des Menschen im Zusammenwirken von Leib, Seele und Geist (Ich)[30], ist nicht die Ursache der Erkrankung, wohl aber entscheidend für Entstehung und Verlauf. „Denn es beruht darauf, dass „der eine „Mensch, abgesehen von dem Kräftekomplex, den man als die Ursache seiner psychischen Erkrankung bezeichnet, eine schwache Konstitution hat und diesen Kräftekomplex nicht erträgt."[31]

Der schließlich erkrankte Mensch hätte aber, so schildert Steiner weiter, „die Krankheit aber auch gar nicht bekommen, wenn er nicht durch den Einfluss des anderen Menschen [...] fortwährend psychisch beeinflusst wäre."[32]

Wir können in dieser Beschreibung der drei Faktoren, die für die Entstehung psychischer Erkrankungen zusammenwirken, deutlich das heute in Psychiatrie und Psychosomatik anerkannte „bio-psycho-soziale Krankheitsmodell“[33] wiedererkennen, bereits 1920 formuliert. Dabei geht Steiner noch einen Schritt weiter: „Denn schließlich liegt es auch für das übrige Krankheitswesen so, dass ein großer Unterschied ist, ob von irgendeinem Komplex ein schwaches Individuum befallen wird oder ein starkes, robustes Individuum.“[34]

Seelische Erkrankungen entstehen also aus verschiedenen Anlässen und Ursachen. Dabei wirken die drei Faktoren in jeweils unterschiedlichen Betonungen und Gewichtungen zusammen: das Leiblich-Biologische und die seelischen Erlebnisse, (sie zeigen sich als psycho-organischer Kräftekomplex), die zwischenmenschlichen und beruflichen Beziehungen und Verhältnisse sowie die Konstitution des Menschen (das individuelle Zusammenwirken von Leib, Seele und Geist), die sich im Laufe des Lebens entwickelt und verwirklicht.

Wir können eine interpretierende Zusammenfassung versuchen: Seelische Erkrankungen entstehen immer aus dem Leben und sie zeigen sich im *Er*-Leben. Dafür können wir vier Arten von Leben unterscheiden, um die verschiedenen Entstehungen seelischer Erkrankungen verstehen und differenzieren zu können:

1. Das biologisch-physiologische Leben des Organismus (organischer Kräftekomplex; Lebensprozesse, Organprozesse, Körperfunktionen, Lebensstufen).
2. Das psychologische Leben in Erleben und Verhalten, in den Erscheinungsformen der Seeleneigenschaften und der Seelenfähigkeiten (psychischer Kräftekomplex).

3. Das soziale, zwischenmenschliche Leben, das sich in den Beziehungen zeigt, in Konflikten, in Belastungen, Stress, Verletzungen, Traumata, aber auch in Chancen, Aufgaben, Zielen, Freuden und Erfüllungen (die sozialen Beziehungen und Verhältnisse).
4. Das biografische Leben, das Leben, das wir als Menschen führen, das wir uns selbst wählen, das wir individuell zu unserem Leben gestalten, in dem wir den Sinn unseres Lebens suchen, finden, selbst bestimmen können (der Ausdruck und die Verwirklichung unserer geistig-seelisch-leiblichen Gesamtkonstitution im Lebenslauf).

In jeder dieser vier Arten von Leben liegen Entwicklungsmöglichkeiten und Risiken – und damit auch mögliche Ursachen oder Anlässe für Erkrankungen. Da die Seele während des Lebens nicht ohne den Leib lebt und existiert und ihn zur Verwirklichung ihrer Seelenfähigkeiten braucht, ist die Seele in ihrem eigenen Seelenleben abhängig und sehr leicht beeinflussbar durch den Leib und den in ihm ablaufenden organischen Lebensprozessen. Umgekehrt ist auch der Leib abhängig von den Seelenfähigkeiten, genauer, wie der Mensch seine Seelenfähigkeiten benutzt und in Tätigkeit bringt, denn dadurch belebt und beseelt der Mensch seinen Leib, regt Organtätigkeiten an oder hemmt sie, schafft Rhythmus oder Chaos im Organismus.

Diesem Ansatz entsprechend formulierte Steiner den Grundsatz therapeutischen Handelns: „Therapie führt das Leben hinein ins Bewusstsein. […] Im therapeutischen Wirken wird aus dem Leben heraus in das Bewusstsein hineingearbeitet und das Bewusstsein wird zum Mithelfer, allerdings zu einem im gewöhnlichen Bewusstsein unbewussten Mithelfer im therapeutischen Prozess.“[35]

Krankheit entsteht im Leben und führt zum Erleben. Therapie führt wiederum vom Leben ins Bewusstsein. Die Wege entsprechen sich. Und auch die Bewusstseinsqualitäten; denn der Prozess des Erkrankens führt in den meisten Fällen unbewusst vom Leben zum Erleben – und wiederum bei einer beispielsweise medikamentösen Behandlung ebenfalls unbewusst zu einem neuen, wieder leibfreien, weltoffenen Wachbewusstsein. Bei einer psychotherapeutischen Behandlung ist der Weg vom (erkrankten) Leben und Erleben ins Bewusstsein allerdings ein wachbewusster, in wacher und vollbewusster Reflexion der kränkenden Lebensumstände.

Leib und Seele sind *Organisationen*, das heißt, sie sind *geordnete Ganzheiten,* die sich im Leben selbst eine Ordnung geben. Sie sind keine geschlossenen Organisationen, sondern sie sind weltoffen, in dem Sinn, dass sie bereit sind Informationen oder Stoffe (Wahrnehmungen/Informationen, Luft und Ernährung) aus der Welt in sich aufzunehmen. Dieses Aufgenommene wird dann in individueller Weise verarbeitet und entweder zu Eigenem verwandelt, oder, wenn das nicht möglich ist, wieder ausgeschieden, vergessen. Die Stoffe oder Prozesse (Wahrnehmungen, Informationen, Erlebnisse) aus der Welt wirken in der leiblichen oder seelischen Organisation nicht in ihrer ursprünglichen (weltlichen, außermenschlichen) Qualität, sondern sie regen in Leib und Seele deren eigene Kräfte an, die alles außermenschliche, alles von außen in den Menschen Hereinkommende *sich anzuverwandeln* und zu *bewältigen* versuchen. Diesen lebenswichtigen Vorgängen dienen im Leib die Lebensprozesse in den differenzierten Lebensstufen der Organe und in der Seele die Seelenfähigkeiten mit den verschiedenen Seeleneigenschaften. (Die Medizin beschreibt entsprechend *Organpathologische Befunde* oder

Psychopathologische Befunde. Der Psychopathologische Befund orientiert sich an den Seelenfähigkeiten.[36])

Diese Prozesse, mit dem von außen in den Menschen Hereinkommenden „fertig" zu werden, stellen mehr oder weniger große Herausforderungen für den Menschen in leiblicher und seelischer Hinsicht dar. Gelingen *Anverwandlung* beziehungsweise *Bewältigung* nicht in einer für den Gesamtorganismus angemessenen Weise, so können daraus Erkrankungen an Leib oder Seele entstehen.

Haben wir, Steiners Hinweisen folgend, für die Entstehung körperlicher Erkrankungen ein klares psycho-somatisches Krankheitsverständnis vorgestellt, so muss das psychiatrische Krankheitsverständnis zu dem beschriebenen Modell der drei Faktoren noch um einen weiteren, wesentlichen Aspekt ergänzt werden.

Die leiblichen Erkrankungen entstehen, allgemein formuliert, durch ein zu starkes Eingreifen des Seelisch-Geistigen in den leiblichen Organismus: „Nun, sehen Sie, wenn eben die geistig-seelische Organisation zu stark eingreift in die physisch-ätherische Organisation, entsteht die physische Krankheit [...] Das führt Sie auf die Regel: Physische Erkrankung ist das zu starke Geistigwerden des physischen Organismus oder seiner Teile. Nun kann noch ein anderes eintreten. Es kann das eintreten, dass, während der Mensch im Wachzustande ist, die geistig-seelische Struktur seines Astralleibes oder seiner Ich-Organisation zu stark sich hineinversetzt in irgendein physisches Organ und nun durch deren Stärke ihre geistig-seelische Struktur dem physischen Organismus nicht aufdrängt, sondern im Gegenteil, vom physischen Organismus aufgedrängt bekommt die physische Struktur: sodass der Mensch, wenn er schläft, in seinem Astralleib und Ich eine Nachbildung wird seines physischen und ätherischen Leibes, sodass der Mensch in seinen Astralleib und sein Ich die physische Struktur hineinnimmt."[37]

Wenige Sätze später fasst Steiner zusammen: „Nun beruhen alle sogenannten Geisteskrankheiten darauf, dass das Geistig-Seelische, der Astralleib und die Ich-Organisation die physische und ätherische Struktur annehmen. Darauf beruhen alle Geisteskrankheiten. Sodass Sie sagen können: Physische Erkrankungen beruhen auf dem Geistigwerden des physischen Organismus oder seiner Teile; geistige Erkrankungen beruhen auf dem im physischen oder ätherischen Sinn Gestaltetwerden des Astralischen oder der Ich-Organisation oder einer ihrer Teile. – Das ist eine allgemeine Wahrheit die außerordentlich leitend ist für die menschliche Erkenntnis."[38]

Wenige Sätze weiter nennt Steiner diese „allgemeine Wahrheit" auch „dieses Grundgesetz" und bringt es in Zusammenhang mit den menschlichen Temperamenten und ihrer Bedeutung für die Pädagogik.[39]

Wir gewinnen aus den Beschreibungen Steiners aus den Jahren zwischen 1920 und 1924 ein konsequent polar aufgebautes Krankheitsverständnis von einerseits körperlichen Erkrankungen und andererseits den sogenannten Geisteskrankheiten, also den psychotischen Krankheitsbildern. Dazwischen finden wir die nicht-psychotischen, früher neurotisch genannten psychischen Erkrankungen, die Steiner auch gelegentlich „funktionell" nennt und die eine immer größer werdende Bedeutung erlangen.

Aus den Darstellungen von 1924 geht hervor, dass bei den psychotischen Erkrankungen der organische Anteil des „psycho-organischen Kräftekomplexes" besonders stark wirkt, um eine Erkrankung zu manifestieren. Bei den nicht-psychotischen, den neurotischen oder sonstigen psychischen Störungen und Erkrankungen kommt dagegen dem psychischen Anteil an dem Kräftekomplex eine größere Bedeutung zu, zusammen mit den sozialen Beziehungen und Verhältnissen. Aus dieser Konstellation wird auch verständlich und nachvollziehbar, dass psychotherapeutische Methoden nicht nur bei den körperlich, psychosomatisch zu verstehenden Erkrankungen angezeigt sind, sondern offensichtlich gerade auch bei den „funktionellen", den neurotischen oder sonstigen nicht-psychotischen seelischen Erkrankungen indiziert sind. Während bei den psychotischen Krankheitsbildern eine an den (inneren) Organen sich orientierende medikamentöse Behandlung im Vordergrund stehen soll[40].

Für eine auf der Anthroposophie basierte Psychotherapie, deren Ansätze für die Medizin 1920 begonnen haben (allgemeine anthroposophisch-psychologische Hinweise, auch auf Krankheitsbilder, gab es bereits auch in früheren Jahren im Vortragswerk Steiners[41]) gibt es aus diesen Verständnisgrundlagen heraus ein großes Tätigkeitsfeld.[42]

Anmerkungen

1 Fintelmann V. / Treichler M., Seele & Leib, Info3 Verlag Frankfurt 2019.

2 Steiner R.; Okkulte Physiologie (GA 128), Rudolf Steiner Verlag Dornach 1971, S. 132.

3 Steiner R., Meditative Betrachtungen und Anleitungen zur Vertiefung der Heilkunst (GA 316), Rudolf Steiner Verlag Dornach 1967, S. 34.

4 Roth G., Fühlen, Denken, Handeln. Wie das Gehirn unser Verhalten steuert, Suhrkamp Verlag Frankfurt 2003, S. 291.

5 Ebd., S. 293.

6 Rolls E., The Brain and Emotion, Oxford University Press, New York, Oxford 1999; Roth G., Fühlen, Denken, Handeln, Wie das Gehirn unser Verhalten steuert, Suhrkamp Verlag Frankfurt 2003, S. 294.

7 Roth G., Fühlen, Denken, Handeln. Wie das Gehirn unser Verhalten steuert, Suhrkamp Verlag Frankfurt 2003, S. 297.

8 Scharfetter C., Allgemeine Psychopathologie, Thieme Verlag Stuttgart New York 1991, S. 145ff.

9 Jaspers K. beschrieb eine andere Gliederung. Er unterteilte in: lokalisiert Empfindungsgefühle; Leibgefühle (Vitalgefühle); seelische Gefühle; geistige Gefühle. Vgl. Jaspers K., Allgemeine Psychopathologie, 9. Aufl. Springer Verlag Berlin Heidelberg New York 1973, S. 91.

10 Bollnow O. F., Das Wesen der Stimmungen, Schriften Band 1, Verlag Königshausen & Neumann Würzburg 2009, S. 21–36.

11 Ebd., S. 21.

12 Treichler M. / Reiner J., Anthroposophie-basierte Psychotherapie, Salumed Verlag Berlin 2019, S. 163ff.

13 Bollnow O. F., Das Wesen der Stimmungen, Schriften Ban 1, Verlag Königshausen & Neumann Würzburg 2009, S. 22.

14 Zum Fühlen vgl. Steiner R., Anthroposophie als Kosmosophie (GA 208), Rudolf Steiner Verlag Dornach, hier besonders der Vortrag vom 30.10.1921; und GA 207, Vortrag vom 15.10.1921; sowie GA 205, Vortrag vom 16.07.1921; sowie in GA 115 die Vorträge über Psychosophie vom 01. bis 04.11.1910.

15 Steiner R., Grundlegendes für eine Erweiterung der Heilkunst nach geisteswissenschaftlichen Erkenntnissen (GA 27), Rudolf Steiner Verlag Dornach 1977, S. 21f.

16 Steiner R., Meditative Betrachtungen und Anleitungen zur Vertiefung der Heilkunst (GA 316), Rudolf Steiner Verlag Dornach 1967, S. 34.

17 Steiner R,. Grundlegendes für eine Erweiterung der Heilkunst nach geisteswissenschaftlichen Erkenntnissen (GA 27), Rudolf Steiner Verlag Dornach 1977, S. 21.

18 Treichler M., Psychosomatische Ansätze in der Onkologie, in: Fintelmann V. Treichler M. (Hg.), Onkologie auf anthroposophischer Grundlage, Info3 Verlag Frankfurt 2014, Band 1, Kap. 2.1, S. 17.

19 Bräutigam W. / Rad M. v (Hg.), Toward a theory of psychosomatic disorders. Alexithymia – pensee operatoire, psychosomatisches Phänomen, Basel Karger 1977.
Stephanos S., Das Konzept der pensee operatoire und das psychosomatische Phänomen; in : Uexküll T (Hg), Lehrbuch der Psychosomatischen Medizin, München Urban & Schwarzenberg 1977.
Rad M. v., Alexithymie – eine Wiederkehr des Verdrängten; in: Psychotherapie Psychosomatik Medizinische Psychologie 11/2002, S. 447ff.

Brosig, B. / Kupfer, J. P. et al., und Prädiktoren der Alexithymie in Deutschland – Ergebnisse einer Repräsentativerhebung. In: Zeitschrift für Klinische Psychologie, Psychiatrie und Psychotherapie. 52, 2004, S. 237–251.

Weidenhammer B.: Überlegungen zum Alexithymiebegriff, Psychischer Konflikt und sprachliches Verhalten. Ein Beitrag zur Phänomenologie; in: Zeitschrift für Psychosomatische Medizin und Psychotherapie. 1986; 32, S. 60–65.

Rad M. v. (Hg.), Alexithymie. Empirische Untersuchungen zur Diagnostik und Therapie psychosomatisch Kranker. Springer Verlag Berlin 1983.

20 ZEIT online vom 6.11.2009. (https://www.zeit.de/zeit-wissen/2006/02/Gefuehllose, zuletzt abgerufen am 22.06.2020)

21 Steiner R., Geisteswissenschaft und Medizin (GA 312), Rudolf Steiner Verlag Dornach 1961, S. 256f.

22 Jaspers K., Allgemeine Psychopathologie, Springer Verlag Berlin Heidelberg New York 1973, S. 609.

23 Vgl. dazu den Beitrag von J. Reiner in diesem Band.

24 Steiner R., Zur Psychiatrie, Votum vom 26.03.1920; in: Physiologisch-Therapeutisches auf Grundlage der Geisteswissenschaft (GA 314), Rudolf Steiner Verlag Dornach 1975, S. 264f.

25 Steiner R., Von Seelenrätseln (GA 21), Rudolf Steiner Verlag Dornach 1983.

26 Steiner R., Menschenwerden, Weltenseele und Weltengeist (GA 205); Anthroposophie als Kosmosophie, erster und zweiter Teil (GA 207), 208 Rudolf Steiner Verlag Dornach 1967 und 1972.

27 Vgl. dazu Treichler R., Grundzüge einer geisteswissenschaftlich orientierten Psychiatrie; in: Husemann / Wolff (Hg.), Das Bild des Menschen als Grundlage der Heilkunst Band II, 2. Halbband, Verlag Freies Geistesleben Stuttgart 1978, S. 855–964.

28 Laue H. B. v. / Rißmann W., Das Entstehen der seelischen Krankheiten und ihre Ordnung im Werk von Rudolf Steiner, Der Merkurstab, Heft 2/2019, S. 89–102.

29 Steiner R., Zur Psychiatrie, Votum vom 26.03.1920; in: Physiologisch-Therapeutisches auf Grundlage der Geisteswissenschaft (GA 314), Rudolf Steiner Verlag Dornach 1975, S. 265.

30 Vgl. hierzu Steiner R., Theosophie (GA 9), Rudolf Steiner Verlag Dornach 1962, Kap. Das Wesen des Menschen.

31 Steiner R., Zur Psychiatrie, Votum vom 26.03.1920; in: Physiologisch-Therapeutisches auf Grundlage der Geisteswissenschaft (GA 314), Rudolf Steiner Verlag Dornach 1975; S. 266.

32 Ebd., S. 266.

33 Uexküll Th.v. / Wesiack W., Integrierte Medizin als Gesamtkonzept der Heilkunde: ein bio-psycho-soziales Modell. (www.netmediaviewer.de, abgerufen 19.03.2020).

34 Steiner R., Zur Psychiatrie, Votum vom 26.03.1920; in: Physiologisch-Therapeutisches auf Grundlage der Geisteswissenschaft (GA 314) Rudolf Steiner Verlag Dornach 1975, S. 267.

35 Steiner R., Pastoralmedizinischer Kurs (GA 318), Rudolf Steiner Verlag Dornach 1973, S. 17.

36 Vgl. hierzu: Treichler M. / Reiner J.: Anthroposophie-basierte Psychotherapie, Salumed Verlag Berlin 2019, S. 33ff.

37 Steiner R., Meditative Betrachtungen und Anleitungen zur Vertiefung der Heilkunst (GA 316), Rudolf Steiner Verlag Dornach 1967, S. 209f.

38 Ebd., S. 210.

39 Ebd., S. 211.

40 Vgl. hierzu: Treichler R., Grundzüge einer geisteswissenschaftlich orientierten Psychiatrie, in: Husemann / Wolff (Hg.), Das Bild des Menschen als Grundlage der Heilkunst, Band II, zweiter Halbband, Verlag Freies Geistesleben Stuttgart 1978, S. 855–964.

41 Vgl. hierzu: Laue v. H.B. / Rißmann W., Das Entstehen der seelischen Krankheiten und ihre Ordnung im Werk von Rudolf Steiner, Der Merkurstab Heft 2/2019, S. 89–102.

42 Treichler M. / Reiner J.: Anthroposophie-basierte Psychotherapie, Salumed Verlag Berlin 2019, S. 291–314.

Kapitel V
Die Bedeutung der Seele für Diagnostik und Therapie

„Kann also der Mensch normalerweise das Gefühl in der Seele behalten, ist er gesund; kann er das nicht, schießt das Gefühl irgendwo in die Organe hinunter, so entsteht die Krankheit.

Ich sage das einleitungsweise aus dem Grunde, weil Sie daraus sehen, wie notwendig es ist, dass der Arzt wirklich ein feines Auge hat auch für das menschliche Seelenleben. Und im Grunde genommen kann man gar nicht den Sinn entwickeln für Diagnostizieren, wenn man nicht einen feinen Blick hat für das menschliche Seelenleben.“[1]

Krankheitsphasen

Jede Krankheit hat ihre Zeitgestalt, nicht nur die Infektionskrankheiten mit ihrer Inkubationszeit. Krankheit beginnt nicht erst mit dem Manifestwerden, sie durchläuft verschiedene Stadien der Entwicklung, von einem „okkulten“ – das heißt noch nicht sichtbaren – Stadium der Prälatenz oder Disposition[2] über ein Stadium der (unter Umständen noch körperlich symptomfreien) Latenz bis zur erfassbaren Manifestation. Diese Zeiten können sehr unterschiedlich lang sein.

Von der Tumorerkrankung wissen wir, dass es sich bei ihr von der Latenz bis zur Manifestation häufig um mehrere Jahre handeln kann.

„In Übereinstimmung mit der konventionellen Onkologie unterscheidet die anthroposophische zwei Phasen der Krebskrankheit: die zelluläre, organbildende, aber für unsere heutigen Nachweismöglichkeiten unsichtbar und damit okkult bleibende Phase des Prätumor- oder Präkanzerosestadiums. Sie beginnt mit der Initiation, d. h. der ersten Krebszelle, die vom Immunsystem nicht entdeckt und deshalb nicht sofort eliminiert wird, sodass nun unter den Teilungsbedingungen frühembryonaler Gesetzmäßigkeit (Morulastadium) der Primärtumor entsteht und sich im Organismus manifestiert. [...] In der experimentellen Onkologie wird die Teilungsgeschwindigkeit der Tumorzelle als Tumorverdoppelungszeit definiert. Diese schwankt zwischen minimal vier Tagen (extrem schnell) und maximal 1800 Tagen (extrem langsam). Die mittlere Tumorverdoppelungszeit wird mit 212 Tagen angegeben (Averhoff 1999). Daraus lässt sich eine mittlere Dauer von 14 Jahren errechnen, die ein Krebstumor von seiner Entstehung bis zu dem Stadium braucht, in welchem er bildgebenden Verfahren zugänglich und damit diagnostizierbar wird. Auch müssen offensichtlich mehrere Mutationsschritte einer ‚entarteten' Zelle erfolgen, ehe daraus eine Krebszelle wird. Viele sogenannte Repair-Mechanismen sind bekannt, welche diese Stufenfolge von Zellmutationen aufhalten und umkehren können. Auch spielt das Immunsystem dabei eine zentrale Rolle, weil die Krebszelle nur entstehen kann, wenn sie von diesem nicht entdeckt oder dank ihrer Maskierung zugelassen wird.

Die zweite Phase ist die eigentliche Geschwulstbildung, die lokal entsteht und metastasieren kann."[3]

Diese Entstehungsstufen von Krankheit kennt die Medizin und spricht eben von prälatenten, latenten und manifesten Stadien einer Erkrankung, beispielsweise beim Diabetes mellitus. Diese Entwicklungsstufen gelten aber für alle Erkrankungen, „alle verlaufen in einer solchen zeitlichen Folge, mal sind die Übergänge schneller, mal langsamer; mal offenkundiger, mal verborgener."[4]

In den Phasen der Prälatenz und Latenz können unter Umständen unspezifische Phänomene, die auf eine sich entwickelnde Erkrankung hindeuten, bemerkt werden.

„Sehen Sie, das macht möglich, dass man überhaupt im Gefühlsleben des Menschen außerordentlich viel von dem sehen kann, wenn man richtig zu sehen vermag, was die Krankheitsprozesse darstellen. Man kann, wenn man solche Dinge beobachten kann, lange Zeit bevor die Krankheit physisch zu diagnostizieren ist, in dem nicht mehr recht funktionieren des Gefühlslebens das Herankommen der Krankheit konstatieren. Die Krankheit ist nur ein abnormes Gefühlsleben des Menschen."[5]

Hier ist von Steiner offensichtlich die Phase der Prälatenz gemeint.

„Prälatenz einer Krankheit bedeutet, dass sie sich in der Feinstofflichkeit des Empfindungsleibes eingenistet hat. Die ältere Medizin sprach auch von Disposition. Das hat jedoch mit einer Genetik oder sogenannten Krankheitsgenen nichts zu tun. [...] Wir können auch von Gekränktsein sprechen, dürfen dieses aber nicht nur als seelischen Ausdruck verstehen, sondern eben sowohl seelisch als auch leiblich, psychosomatisch eben. [...] Und wir müssen den Mut haben, zu erkennen, dass diese Prälatenz auch eine ins Leben mitgebrachte ist, eine aus der vorgeburtlichen Welt diesem Leib eingeprägte. Dann können wir sie auch ‚karmisch' nennen, weil in ihr im nachgeburtlichen Leben ein Ausgleich gesucht wird, eine neue Fähigkeit vielleicht, die nur auf dem Wege der Krankheit erworben werden kann. So finden wir ihre Sinnhaftigkeit, die sich verwirklicht, wenn sie geheilt wird."[6]

Diese Phase der *Prälatenz* drückt sich noch nicht im Physischen und auch noch nicht im Funktionellen aus, sondern ausschließlich im feinen, sensiblen, leicht kränkbaren Empfindungs- oder Gefühlsleben. Hier kann es der achtsam mit sich und seinen Gefühlen umgehende Mensch eventuell auch selbst an sich beobachten, wenn er sich und seine Gefühle und Stimmungen nicht nur bemerkt, sondern auch bewusst reflektiert. Dann kann er eine oft nur zarte Veränderung an sich, an seinem Gefühlsleben wahrnehmen, die sich meist auch in seinem Verhalten ausdrückt, sodass es auch von wachsamen Mitmenschen wahrgenommen werden kann. Dies ist in der Regel sogar einfacher für die aufmerksamen Mitmenschen als für die Betroffenen selbst.

Es geht darum, zu bemerken, ob und welche Veränderungen im Fühlen, in den Stimmungen und Gefühlen vor sich gehen beziehungsweise sich seit einiger Zeit schon vorsichtig angebahnt haben: Sind die Stimmungen reduzierter oder aktiver, sind sie introvertierter oder extravertierter als für den Betroffenen vorher „normal und angemessen"? Sind die Gefühle mehr lustbetont oder mehr von Unlust geprägt, werden sie überwiegend angenehm oder unangenehm erlebt? Werden aktuelle oder vergangene Erlebnisse eher positiv oder eher negativ bewertet? Werden das Selbsterleben und das Selbstwertgefühl als positiv und gut, oder eher als negativ und schlecht erlebt und bewertet? Fühlt sich der Mensch so aktiv und tüchtig im Leben stehend wie es für ihn „normal und angemessen" ist und wie er es sich selbst auch wünscht, oder erlebt er dabei eine Veränderung, die er sich vielleicht nicht erklären kann? Gibt es Gefühle, die aufgrund von Ereignissen angemessen wären, aber nicht erlebt, nicht gefühlt werden? Gibt es Gefühle, die sich in den Vordergrund drängen, obwohl sie derzeit nicht angemessen, nicht in Übereinstimmung mit der aktuellen Lebenssituation sind? Sind die Sprache, die Stimme, die Kommunikation, die Gesten und Körperhaltung, ist das Handeln, das gesamte Verhalten den Situationen angemessen und in Übereinstimmung mit der Erwartung des Menschen an sich selbst – oder gibt es eine Diskrepanz, die der*die Betreffende vielleicht schmerzlich erlebt?

Solche Fragen können Betroffenen und Behandelnden eine Orientierung geben, worauf im Seelenleben zu achten ist, um den „feinen Blick für das Seelenleben" beim Diagnostizieren und Therapieren zu verbessern.

Die nächste Phase der *Latenz* einer Erkrankung „bedeutet, dass diese sich in den Lebensbereich prägt. Der Lebens-(Äther)leib ist Bewirker aller Funktionen, sodass wir auch von funktionellen Krankheiten sprechen können."[7]

In dieser Phase wird das Kranksein tatsächlich im Befinden bemerkbar; also in leichten oder auch deutlichen Veränderungen (meistens sind es Einschränkungen) des Befindens, des Sich-Fühlens, eines fehlenden Wohlgefühls, eines Unwohlgefühls – bis hin zum langsam deutlicher werdenden Krankheitsgefühl. Diese Veränderungen sind nicht mehr okkult oder verborgen, sie sind bemerkbar, leider werden sie von einer naturwissenschaftlich geprägten und auf Befunde fixierten Medizin oft vernachlässigt und nicht ernst genommen, manchmal zu Unrecht und abschätzig als „nur funktionell" abgetan, was den Betroffenen gegenüber in keiner Weise angemessen ist und der Bedeutung des Funktionellen (der Organfunktion) wie auch des Befindens der Patient*innen nicht gerecht wird.

Erst in der nächsten Phase der *Manifestation* der Krankheit ist sie am physischen Leib sichtbar als Befund im Sinne einer morphologischen Veränderung an der Organgestalt (und nicht nur an der Funktion). Jetzt ist die Erkrankung mit diagnostischen Apparaten physisch zu diagnostizieren und objektiv festzustellen.

„Die drei Stufungen oder Strategien jeder Krankheit äußern sich als Prälatenz in der Gestimmtheit, als Latenz im Befinden und als Manifestation im Befund. Gestimmtheit und Befinden verlangen, vom Gegenüber direkt wahrgenommen zu werden. Da kann kein Apparat ‚vermitteln' […]. das macht auch verständlich, warum der Blick über rein leibliche Phänomene hinaus auch auf die seelischen gelenkt werden muss, weil Gestimmtheit oder Befinden beides ausdrückt, Leibliches und Seelisches."[8]

Über das Seelenleben

Einen „feinen Blick für das menschliche Seelenleben" zu entwickeln ist also wichtig für jede*n Ärzt*in, um das Krankwerden frühzeitig erkennen zu können und um richtig diagnostizieren und danach therapieren zu können. „Vergessen wir nicht," schreibt Steiner im ersten Rundbrief im Anschluss an den *Jungmediziner-Kurs* vom Januar 1924 an die jungen Ärzte am 11. März 1924: „Vergessen wir nicht, dass dem Heilprozesse eine Seele mitgegeben werden muss, da er sich nicht nur an einen Körper, sondern auch an eine Seele sich wenden muss. Je mehr solche Gedanken die jungen Ärzte begreifen, desto mehr wird in das medizinische Leben das einfließen, was der sinnige Arzt sehnsüchtig verlangt, wenn er den heutigen Stand seiner Kunst mit den Grenzen empfindet, was der Kranke wie eine Gnade empfinden wird, wenn er es im Heilprozesse erlebt."[9]

Was meint Steiner mit *Seele* und *Seelenleben*?

Die Seele ist die *überphysische Organisation* zwischen Leib und Ich. Die Seele ist die Vermittlerin zwischen Leib und Ich wie auch – über die Sinnesorgane – zwischen Ich und Welt. Die Seele ist eine Organisation, die, im Unterschied zum physischen Organismus, sich nicht in Organe differenziert, sondern in Fähigkeiten. Diese Seelenfähigkeiten werden als *Seelenleben* zusammengefasst.

Von Anfang an differenzierte Steiner den Menschen in Leib, Seele und Geist (Ich). So in der *Theosophie*[10] und an vielen weiteren Stellen. Erst ab 1917 differenzierte Steiner innerhalb dieser Gliederung eine Dreigliederung in anatomisch-physiologischer Ebene, in psychologischer Ebene und in geistiger Ebene.[11] Hier findet sich die bekannte Dreigliederung und leiblich-seelisch-geistige Entsprechung:

Nerven-Sinnes-System –
Denken – Wachbewusstsein – Bildekräfte-Leib

Rhythmisches System –
Fühlen – Unterbewusstsein – Astralleib

Stoffwechsel-Bewegungs-System –
Wollen – Unbewusstsein – Ich-Leib, Geist[12]

Bereits in den Vorträgen über *Eine okkulte Physiologie* 1911 in Prag hatte Steiner auf die differenzierte psychosomatische Wechselbeziehung hingewiesen:

„Jedem denkerischen Vorgang entspricht ein Vorgang in unserem Organismus, ebenso jedem Gefühlsvorgange und ebenso jedem Vorgange, der mit dem Ausdruck Willensimpuls bezeichnet werden darf. Gleichsam könnten wir sagen: Wenn in unserem Seelenleben etwas vorgeht, wird eine Welle angeschlagen, die sich bis hinunter ins Physische des Organismus fortpflanzt."[13]

1917 in *Von Seelenrätseln* betonte Steiner die andere Seite des Verhältnisses: „Der Leib als Ganzes, nicht bloß die in ihm eingeschlossenen Nerventätigkeit ist physische Grundlage des Seelenlebens."[14]

Leib und Seele stehen also in einem wechselseitigen Verhältnis: Der Leib ist einerseits Grundlage des Seelenlebens und andererseits setzen sich die seelischen Vorgänge wie eine Welle ins Physische hinein fort, haben also im Leib ihre Auswirkungen.

Wie aber der physische Leib zwar in die drei großen Systeme gegliedert ist, aber innerhalb dieser Systeme jeweils mehrere Organe hat, so besteht auch das Seelenleben nicht nur aus den drei Grundfähigkeiten des Denkens, Fühlens und Wollens; vielmehr können wir auch in der Seele eine größere Zahl von unterschiedlichen Seelenfähigkeiten erkennen, die sich von den Grundfähigkeiten ableiten lassen oder ihnen zugehörig sind.[15]

Steiner selbst erweiterte die drei Grundfähigkeiten der Seele in mehreren Vorträgen[16] und nannte dabei verschiedene Seelenfähigkeiten, die sich den Grundfähigkeiten zuordnen lassen. In einem Vortrag über *Grundlinien einer okkulten Psychologie* vom 30.09.1921 sprach Steiner sehr differenziert über fünf Seelenfähigkeiten und ihre genauen Zusammenhänge mit den überphysischen Leibesgliedern:

„Sie sehen daraus, dass wir, wenn wir das Seelenleben erfassen wollen, noch zwischen die Glieder der menschlichen Organisation hineinblicken müssen [...] in die Zwischenräume dieser vier Glieder hineinschauen, [...] zwischen den physischen Leib und Ätherleib, und Ätherleib und astralischen Leib."[17]

Steiner weist eindringlich darauf hin, dass die Seelenfähigkeiten jeweils aus der Begegnung zweier Leibesglieder (Wesensglieder) entstehen:

„Wir können also sagen: Wir gliedern den Menschen in physischen Leib, in Ätherleib oder Bildekräfteleib, in astralischen Leib und in Ich. Zwischen dem physischen Leib und dem Ätherleib spielt sich seelisch das Denken ab. Zwischen dem Ätherleib und dem astralischen Leib spielt sich seelisch das Fühlen ab. Zwischen dem astralischen Leib und dem Ich spielt sich seelisch das Wollen ab. Indem wir an die Peripherie des physischen Leibes kommen, haben wir die Sinneswahrnehmung. Indem wir auf dem Wege durch unser Ich herauskommen aus uns, unsere ganze Organisation in die Außenwelt hineinstellen, wird das Wollen zur Handlung dem anderen Pol der Sinneswahrnehmung.

Auf diese Weise gelangt man zu einem objektiven Erfassen dessen, was subjektiv im flutenden Denken, Fühlen und Wollen erlebt wird. So verwandelt sich das Erleben in das Erkennen. Alle Psychologie, welche das flutende Denken, Fühlen und Wollen sonst auf eine andere Weise erfassen will, bleibt formal, weil sie nicht an die Realität herandringt. An die Realität kann für das seelische Erleben nur die imaginative Erkenntnis herandringen."[18]

	Seelisch:	
	Sinneswahrnehmung	
Phys. Leib		Vergangenes Karma
	Denken	
Äther Leib		
	Fühlen	
Astral Leib		
	Wollen	
Ich		Werdendes Karma
	Handlung (Tat)	

Schema zu den Seelenfähigkeiten von R. Steiner[19]

Diesen fünf Seelenfähigkeiten können weitere Seelenfähigkeiten zugeordnet werden.

Die Seelenfähigkeiten im Überblick

I. Bewusstheit: Wachbewusstsein – Traumbewusstsein – Schlafbewusstsein

II. Wahrnehmen: Sinneswahrnehmung und Sinnesempfindung

III. Denken: Vorstellen, Begriffe bilden

IV. Fühlen: Gefühle, Stimmungen, Emotionen, Affekte – *immer in polaren Qualitäten erscheinend:* Lust – Unlust; Wohlsein – Schmerz; Freude – Trauer; Liebe – Hass …

V. Wollen: Absichten, Antrieb, Willenskraft, Wünschen, Begehren

VI. Handeln: Verhalten, Tun und Lassen

VII. Ausdrucksfähigkeit: Sprache, Kommunikation

VIII. Aufmerksamkeit: bewusst gerichtete Wachheit
IX. Konzentration: intentional erhaltene Aufmerksamkeit
X. Orientierung: in Raum, Zeit, Situation und Person
XI. Erinnern – Vergessen (Gedächtnis)
XII. Reflexionsfähigkeit: auf das eigene Bewusstsein gerichtetes Denken – Selbstbewusstseinsfähigkeit.

Sinn und Aufgaben der Seelenfähigkeiten

Die Seelenfähigkeiten dienen der Begegnung und Beziehung mit der Welt und mit uns selbst. Sie ermöglichen uns die Welt, das Verhalten unserer Mitmenschen und unser eigenes Verhalten in der Welt zu erkennen, zu verstehen und zu steuern. Durch die Seelenfähigkeiten zeigt sich unsere Seele, sie offenbart sich in ihren Fähigkeiten, wenn diese in Tätigkeit sind. Nur eine Seele, die ihre Seelenfähigkeiten aktiv zeigt, ist eine gesunde Seele. „Stumme“ (oder, seltener, überaktive) Seelenfähigkeiten weisen auf eine Störung oder Erkrankung hin.

In den Fähigkeiten der Seele ereignet sich das psychologische Leben, wie in den Organen des Körpers sich das biologisch-physiologische Leben abspielt. Wie wir uns um die Organe des Körpers sorgen, so sollten wir uns auch um unsere Seelenfähigkeiten sorgen, das heißt, sie pflegen, üben und weiterentwickeln. Wobei wir bei ihnen den Vorteil haben, dass wir die Seelenfähigkeiten (im Unterschied zu den Organtätigkeiten) bewusst erleben und steuern (intentional beeinflussen) können.

Das kann auch zu den Aufgaben einer Psychotherapie gehören, denn es ist wesentlich für Gesundsein oder Krankwerden, wie ein Mensch seine Seelenfähigkeiten nutzt und pflegt, wie er mit ihnen umgeht.

Die Seelenfähigkeiten und ihre Beziehungen zu den Sinnen

Steiner beschreibt in mehreren Entwürfen und Darstellungen eine neue Sinneslehre[20]. Für den Sinn führt er aus: „Sinn ist das, wodurch wir uns eine Erkenntnis verschaffen ohne Mitwirken des Verstandes.“[21]

Im Weiteren betont er die nicht wachbewusste Tätigkeit der Sinne:

„Sie müssen sich klar sein darüber, dass im Sinn eben etwas Unbewusstes – Unterbewusstes wenigstens – liegt. Würde das, was bei der Sinneswahrnehmung unbewusst vorliegt, bewusst gemacht werden, so würde es kein Sinn mehr sein, keine Sinneswahrnehmung, sondern man müsste sprechen von einem Urteil, einer Begriffsbildung und dergleichen.“[22]

Damit betont Steiner, dass es sich bei der Sinnestätigkeit ganz offensichtlich noch nicht um eine Seelentätigkeit handelt.

Die Sinne sind die „Tore“ der Seele in die Welt, zu allem, was außerhalb der Seele selbst ist. Dieses „Außen“ für die Seele beginnt bereits mit dem eigenen Leib. Die ersten Sinne sind dementsprechend leiborientiert, sie dienen der Wahrnehmung des Leibes und seiner Zustände oder Befindlichkeiten. Die nächste Gruppe der Sinne dient der Wahrnehmung der Welt außerhalb des Leibes, wenn sie dem Leib nahekommt, in seinen Umkreis oder in ihn hineindringt. Die dritte Gruppe der Sinne schließlich dient dem Verstehen und Erkennen.

Zur Gruppe der leiborientierten Sinne gehören: Tastsinn, Lebenssinn, Eigenbewegungssinn, Gleichgewichtssinn.

Zur Gruppe der weltorientierten Sinne gehören: Geruchssinn, Geschmackssinn, Sehsinn, Wärmesinn.

Zur Gruppe der erkenntnisorientierten Sinne gehören: Hörsinn, Sprachsinn, Gedankensinn, Ich-Sinn.

Diese verschiedenen Sinne, die der Seele den Zugang zu Leib, Welt und Erkenntnis öffnen, wirken zunächst unmittelbar als (potenziell) bewusste Wahrnehmung und dienen damit zu einer ersten, primären – das heißt grundlegenden – Erfahrung von Leib und Welt.

Die Sinne führen zu einer ersten Stufe von Erkennen, ohne dass eine Seelenfähigkeit (außer einer ersten unmittelbaren Stufe von Bewusstsein) dazu betätigt werden muss. Insofern sind sie „doppelte" Tore: einerseits nach außen in die Welt, andererseits nach innen in die Seele. Die Sinne setzen sich nach innen in die Seele in metamorphosierter Funktion fort. Aus den Sinnen, die zu ihrer Funktion noch spezifische physische Organe haben, werden innerhalb der Seele die Fähigkeiten, die sich zwar auf Organfunktionen stützen, aber nicht mit ihnen identisch und nicht ihr Ergebnis sind.

Die (überwiegend) Selbst-orientierten Seelenfähigkeiten:
Fühlen, Wahrnehmen, Aufmerksamkeit, Erinnern/Vergessen
Die entsprechenden leiborientierten Sinne:
Tastsinn, Lebenssinn, Eigenbewegungssinn, Gleichgewichtssinn.

Die Welt-orientierten Seelenfähigkeiten:
Wollen, Handeln, Ausdruck/Kommunikation/Sprache, Orientierung
Die entsprechenden weltorientierten (sozialen) Sinne:
Geruchsinn, Geschmackssinn, Sehsinn, Wärmesinn.

Die Sinn- oder Erkenntnis-orientierten Seelenfähigkeiten:
Denken, Bewusstsein, Konzentration, Reflexion
Die entsprechenden erkenntnisorientierten Sinne:
Hörsinn, Sprachsinn, Gedankensinn, Ich-Sinn.

Die hier beschriebenen Seelenfähigkeiten sind als die innerseelische Fortsetzung der Sinnestätigkeiten in metamorphosierter, das heißt umgewandelter Form und Funktion zu verstehen.

Einerseits können wir mit dem aufmerksamen, „feinen Blick" an diesen Seelenfähigkeiten in der Prälatenz oder Latenzphase bereits körperliche Erkrankungen in ihrer Entstehung bemerken. Andererseits erkennen wir an diesen Seelenfähigkeiten die seelischen Erkrankungen, die sich aus einem Überwiegen von physisch-lebendigen Kräften im Seelenleben genau an diesen Seelenfähigkeiten zeigen.

Innerhalb dieser Seelenfähigkeiten erkennen wir das Seelenleben, in dem wir „mit einem feinen Blick" frühzeitig Hinweise auf sich entwickelnde Erkrankungen erkennen können und unter Umständen dadurch schon früher und auf andere Weise therapeutisch handeln können, als wenn die Erkrankung schon manifest geworden wäre.

Der „feine Blick für das Seelenleben" erweitert unsere diagnostischen und therapeutischen Fähigkeiten.

Die Seele

Die Seelenfähigkeiten sind in der Seele organisiert. Das Ich „bedient sich" in der Seele dieser Fähigkeiten, um sich auszudrücken, sich zu zeigen, Ziele zu verwirklichen, sich selbst in der Welt und die Welt als Gegenüber zu verstehen und sich in der Welt angemessen zu verhalten, zu orientieren und das Leben zielorientiert und sinnerfüllt führen zu können.

Im Sinne einer imaginativen Annäherung an die Seele ist es hilfreich, sich eine bildhafte Vorstellung von der Seele und ihren Wirksamkeiten zu machen. Damit nähern wir uns eher ihrer Realität als mit der Vorstellung, alles Seelische sei Ergebnis von Funktionen des Zentralnervensystems.

Wir können uns an das Gleichnis von Platon (428–348 v. Chr.) erinnern:

„Was die Seele wirklich ist, das ist lang, und nur ein Göttermund könnte es aussprechen. Doch ihr Gleichnis ist kürzer und kann durch Menschenmund so ausgesprochen werden: Die Seele ist gleich der Kraft, die einem gefiederten Gespann und einem Wagenlenker innewohnt. Pferde und Wagenlenker der Götter sind nun alle gut und von guter Herkunft; die der anderen (der Menschen) aber sind gemischt. Bei uns nun lenkt zunächst der Führer das Gespann: darauf erweist sich ihm das eine Pferd als edel und gut und von ebensolcher Herkunft, das andere dagegen von entgegengesetzter Herkunft und Beschaffenheit, wild und unedel. Die Lenkung des Wagens ist also bei uns (den Menschen) notwendig beschwerlich und mühsam."[23]

Es fällt bei diesem Gleichnis einerseits auf, dass die Seele als Kraft geschildert wird und dies Kraft offensichtlich nicht an die Gesetze der Erde gebunden ist. Die Seele wird nicht als ein räumlich-physisches Gebilde dargestellt; andererseits wird die Seele in diesem Gleichnis in drei verschiedene Teile differenziert: in einen Lenker, sowie in ein edles und ein unedles Pferd. Platon spricht von den verschiedenen „Formen" oder „Arten" der Seele. Diese drei Formen bilden aber eine Einheit, ein „zusammengewachsenes Vermögen".

Die Seele ist eine Kraft, Energie; sie ist geflügelt, also leicht und schwerelos, sie ist nicht an den Raum und nicht an die Schwerkraft gebunden; sie ist eine in sich gegliederte Einheit von Vermögen, also von verschiedenen Fähigkeiten. In dieser Seele als „Energie-Organismus" gibt es einen „Wagenlenker", der die Richtung vorgeben soll, in der die (widerstrebenden)

Seelenfähigkeiten geführt werden können. Dieses „gefiederte (geflügelte) Gespann" bewegt sich offensichtlich zwischen Himmel und Erde, zwischen Leib und Geist (im platonischen Sinn zwischen Sinnenwelt und Ideenwelt), zwischen Ich und Welt. Der Wagenlenker steht für die Fähigkeit einsichtiger und vernünftiger, vielleicht sogar weisheitsvoller Lebensführung, für Zielorientierung und Sinnerfüllung.

So können wir die Seele als einen Organismus von Fähigkeiten verstehen, durch den sich der individuelle Geist des Menschen, das Ich, in der Welt und im eigenen Leben orientieren und verwirklichen kann.

Die Seele ist der Schlüssel zu uns selbst wie zu unseren Mitmenschen und zur Welt. Durch die Seele erleben wir, durch das Ich in der Seele erkennen wir, durch die Seele im Leib spüren wir uns selbst, dadurch können wir uns bewegen und es differenzieren sich unsere Lebensprozesse in unterschiedlichen Lebensstufen.

Die Seele ist das Licht, an dem wir die Welt und uns selbst spüren, wahrnehmen, erleben und erkennen.

„Die Seele ist Licht"; diese Aussage steht bei Steiner in Polarität zu der im gleichen Zusammenhang gemachten Aussage: „Dagegen gehört der Körper der Schwere an."[24]

Seele und Körper stehen sich polar gegenüber wie Licht und Schwere. Licht ist schwerelos, gewichtslos-leicht; der Körper ist schwer, räumlich, physisch-materiell.

Mindestens seit Platons Höhlengleichnis wissen wir, dass Licht für Erkennen steht; Licht entspricht dem Bewusstsein, das sich in Bezug auf das Erkennen am deutlichsten zeigt in dem hellen, wachen Tages-Bewusstsein, während es sich in den Bereichen des Unter- oder Traumbewusstseins sowie des Un- oder Schlafbewusstseins weniger deutlich mit dem Erkennen verbindet. Aber sobald etwas aus dem Unter- oder auch Un-Bewussten heraufgeholt werden kann ins Licht, so können wir es erkennen.

Seele ist Licht – das können wir auch übersetzen in: Seele ist Bewusstsein. Körper und Schwere allein sind ohne Bewusstsein. Auch das Licht ist nicht immer hell, sondern kann getrübt erscheinen, abgedunkelt, ja kann ganz dunkel werden, schattenhaft. So entspricht Licht durchaus dem Bewusstsein, mit seinen Varianten des Unter- und Un-Bewussten und auch mit den möglichen, krankhaften Bewusstseinsstörungen, Trübungen, Verschattungen, Verdunkelungen.

Entscheidend ist bei dieser Polarität von Licht und Schwere, von Seele und Körper, wie sie sich begegnen und im Leben zusammengehen, ohne sich zu vermischen oder sich gegenseitig zu „ergreifen" oder „durchdringen". Denn genau aus einem solchen Vermischen der gegensätzlichen Qualitäten entstehen die Krankheiten. „Sie müssen nebeneinander im gleichen Raume wirken, die Schweremacht des Körpers hinunter, die Leuchtekraft der Seele hinauf."[25]

Diese Anschauung der beschriebenen Polaritäten und ihres – angemessenen oder zu starken, ungeordneten – Zusammenwirkens aus unterschiedlichen Qualitäten im menschlichen Leben gibt die wesentliche Erkenntnis über die Polarität von körperlichen und seelischen Erkrankungen. Dies hat Steiner in demselben Vortrag zusammengefasst in die für Ärzt*innen wichtige Meditation von Leuchtekraft und Schweremacht:

Schau in deiner Seele
Leuchtekraft
Fühl in deinem Körper
Schweremacht
In der Leuchtekraft

Strahlet Geistes-Ich
In der Schweremacht
Kraftet Gottes-Geist
Doch darf nicht
Leuchtekraft
Ergreifen
Schweremacht
Und auch nicht
Schweremacht
Durchdringen
Leuchtekraft
Denn fasset Leuchtekraft
Die Schweremacht
Und dringet Schweremacht
In Leuchtekraft,
So binden in Welten-Irre
Seele und Körper
In Verderbnis sich. –
– die Verderbnis ist die Krankheit.[26]

Verderbnis klingt heute vielleicht etwas dramatisch; aber es sagt aus, dass etwas *verdorben*, also *nicht mehr gut* ist. Wir kennen das zum Beispiel von Nahrungsmitteln, die verdorben sein können. Wenn wir sie trotzdem essen, werden wir krank. In diesem Sinne ist *Verderbnis* zu verstehen. Infolge einer Durchdringung oder Durchmischung der Polaritäten wird unser Gesund-Sein verdorben – und Ungesund-Sein oder Krank-Sein tritt ein.

In dem Vortrag *Anthroposophie und Seelenwissenschaft* von 1917 stellte Steiner deutlich heraus, worum es einer anthroposophischen Psychologie gehen soll: „Seelenwissenschaft wird eine Bewusstseinsfrage werden."[27] Dabei hatte Steiner sicherlich die Entwicklung der zeitgenössischen Psychologie im Blick, die einerseits eine *Psychologie ohne Seele*[28] geworden war, und andererseits in der Richtung der Tiefenpsychologie das Unbewusste besonders betonte, und die Verhaltenspsychologie in ihren Anfängen dem Bewusstsein überhaupt wenig Beachtung schenkte. Gegen diese geringe Beachtung des Bewusstseins beziehungsweise der verschiedenen Bewusstseinsebenen als besonders herausragende Seeleneigenschaften, in der sich die Beziehung zum Geistigen schon offenbart, wandte sich Steiner mit seiner Betonung des Bewusstseins. Wobei Steiner im Laufe des Vortrags die notwendige Veränderung im Sinne einer Steigerung des normalen Bewusstseins hin zu einem imaginativen, inspirativen und intuitiven Bewusstseins für eine anthroposophische Psychologie herausarbeitete, die zu einer Erfassung des objektiv Geistigen – im platonischen Sinn: die Ideenwelt, die Welt der geistigen Urbilder der sichtbaren Welt – gelangen kann.

„Sie sehen, da kommt eine Seelenwissenschaft zustande, welche gut neben der Naturwissenschaft stehen kann, weil sie gar nicht die Methoden auf das Seelische überträgt, welche an der Natur herangebildet sind, weil sie aber auch nicht bei diesem Seelischen, wie es im gewöhnlichen Dasein erlebt wird, stehenbleibt, sondern in dieses Seelische hineinträgt ein Objektives, aus dem heraus dieses

Seelische sich erlebt, und aus dem auch das Leibliche geboren ist, […]."[29]

Hier liegen noch große Entwicklungsmöglichkeiten für die Zukunft.

1 Steiner R., Meditative Betrachtungen und Anleitungen zur Vertiefung der Heilkunst (GA 316), Rudolf Steiner Verlag Dornach 1967, S. 34.

2 Fintelmann V. / Treichler M., Seele & Leib, Info3 Verlag Frankfurt 2019, S. 326. Fintelmann V., Die Krebskrankheit des Erwachsenen, in: Fintelmann / Treichler (Hg.) Onkologie auf anthroposophischer Grundlage in 4 Bänden, Bd.1 Info3 Verlag Frankfurt 2014, 1.1.3 Pathogenese S. 1–10.

3 Fintelmann V., Pathogenese der Krebskrankheit, in: Fintelmann V. / Treichler M. (Hg.), Onkologie auf anthroposophischer Grundlage, Mayer Info3 Verlag Frankfurt 2014, Bd.1, Kap.1.1.3, S. 1.

4 Fintelmann V., in: Fintelmann V. / Treichler M., Seele & Leib, Info3 Verlag Frankfurt 2019, S. 282.

5 Steiner R., Meditative Betrachtungen und Anleitungen zur Vertiefung der Heilkunst (GA 316), Rudolf Steiner Verlag Dornach 1967, S. 34.

6 Fintelmann V. in: Fintelmann V. / Treichler M., Seele & Leib, Info3 Verlag Frankfurt 2019, S. 282.

7 Fintelmann V. in: Fintelmann V. / Treichler M., Seele & Leib, Info3 Verlag Frankfurt 2019, S. 283.

8 Fintelmann V. in: Fintelmann V. / Treichler M., Seele & Leib, Info3 Verlag Frankfurt 2019, S. 284.

9 Steiner R., Meditative Betrachtungen und Anleitungen zur Vertiefung der Heilkunst (GA 316), Rudolf Steiner Verlag Dornach 1967, S. 223f.

10 Steiner R., Theosophie (GA 9) Rudolf Steiner Verlag Dornach, Kap. IV. Leib, Seele und Geist, vgl. auch: Ders., Geist, Seele und Leib des Menschen, Vortrag vom 28.02.1918, in: Steiner R., Spirituelle Psychologie, Hg. Treichler M., Verlag Freies Geistesleben Stuttgart 2004, S. 64.

11 Steiner R., Von Seelenrätseln (GA 21), Rudolf Steiner Verlag Dornach 1983, S. 50–163.

12 Steiner R., Von Seelenrätseln (GA 21), Rudolf Steiner Verlag Dornach 1983, S. 150–153.

13 Steiner R., Okkulte Physiologie (GA 128), Rudolf Steiner Verlag Dornach 1971, S. 132.

14 Steiner R., Von Seelenrätseln (GA 21), Rudolf Steiner Verlag Dornach 1983, S. 158.

15 Vgl. hierzu Treichler M. / Reiner J., Anthroposophie-basierte Psychotherapie, Salumed Verlag Berlin 2019, S. 33–40 sowie: Fintelmann V. / Treichler M., Seele und Leib, Info3 Verlag Frankfurt 2019, S. 55–64.

16 Steiner R., Anthroposophie Psychosophie Pneumatosophie (GA 115),

Rudolf Steiner Verlag Dornach 2001; Ders., Anthroposophie als Kosmosophie zweiter Teil (GA 208), Rudolf Steiner Verlag Dornach1972.

17 Steiner R., Anthroposophie als Kosmosophie erster Teil (GA 207), Rudolf Steiner Verlag Dornach1972, S. 55.

18 Ebd., S. 58f.

19 Ebd., S. 62.

20 Literatur zur Sinneslehre: Steiner R., Anthroposophie, ein Fragment (GA 45), 1980; Anthroposophie, Psychosophie, Pneumatosophie (GA 115), 1980; Das Rätsel des Menschen (GA 170), 1964; Menschenwerden, Mensch, Weltenseele und Weltengeist, zweiter Teil (GA 206), 1967; alle Rudolf Steiner Verlag Dornach.
Hensel H., Allgemeine Sinnesphysiologie. Hautsinne, Geschmack, Geruch, Springer Verlag Berlin 1966.
Scheurle H.J., Die Gesamt-Sinnes-Organisation. Überwindung der Subjekt-Objekt-Spaltung in der Sinneslehre, Thieme Verlag Stuttgart 1984.
Soesman A., Die zwölf Sinne. Tore der Seele, Verlag Freies Geistesleben, Stuttgart 1995.

21 Steiner R., Anthroposophie, Psychosophie, Pneumatosophie (GA 115), Rudolf Steiner Verlag Dornach 1980, S. 31.

22 Ebd., S. 50.

23 Platon, Phaidros, 246a-b.

24 Steiner R., Meditative Betrachtungen und Anleitungen zur Vertiefung der Heilkunst (GA 316), Rudolf Steiner Verlag Dornach 1967, S. 127.

25 Steiner R., Meditative Betrachtungen und Anleitungen zur Vertiefung der Heilkunst (GA 316), Rudolf Steiner Verlag Dornach 1967, S. 131.

26 Steiner R., Meditative Betrachtungen und Anleitungen zur Vertiefung der Heilkunst (GA 316), Vortrag vom 09.01.1924, Rudolf Steiner Verlag Dornach 1967, S. 132.

27 Steiner R., Anthroposophie und Seelenwissenschaft, in: Die Ergänzung heutiger Wissenschaften durch Anthroposophie (GA 73), Rudolf Steiner Verlag Dornach 1987, S. 16.

28 Vgl. Treichler M. / Reiner J., Anthroposophie-basierte Psychotherapie, Salumed Verlag Berlin 2019, S. 29.

29 Steiner R., Anthroposophie und Seelenwissenschaft, in: Die Ergänzung heutiger Wissenschaften durch Anthroposophie (GA 73), Rudolf Steiner Verlag Dornach 1987, S. 35.

Kapitel VI

Sinnfrage, Sinnzweifel und Sinnfindung in Krankheit und Heilung

„Die Frage nach dem Sinn ist für den Menschen unausweichlich“[1], sie gehört ins Repertoire seines Nachdenkens; gewissermaßen als Gegenpol zur Frage nach dem *Warum* stellen wir uns auch die Frage *Wozu*, oder *Wofür,* und – noch weiter gefasst – die Frage nach dem *Sinn des Ganzen.* Tatsächlich bezieht sich die Frage nach dem Sinn immer auf eine Ganzheit. Auch wenn es um ein zeitlich kleines und überschaubares Ereignis eines Lebens geht, überschreitet die Frage nach dem Sinn die Grenze der Einzelheit und des Überschaubaren. Der Sinn offenbart sich uns, wenn es dazu kommt, in einem Größeren, im Umfassenden.

Was verstehen wir unter *Sinn*? Sinn ist nicht dasselbe wie *Zweck*, auch wenn beide Begriffe oft synonym verwendet werden.

Zwecke sind immer real, sie drängen nach Verwirklichung; deshalb denken wir bei Zwecken sogleich auch an die Mittel, die den Zweck erfüllen sollen. Mit einem Zweck ist immer etwas Konkretes gemeint, etwas, das realisiert werden kann und dazu bestimmter Mittel bedarf. *Zwecke* müssen sich offen zeigen, sonst können sie nicht verwirklicht werden. Das kann man gewiss nicht von *Sinn* behaupten, dass er immer offen daliegt, und auch nicht, dass er nach Verwirklichung drängt. Vielmehr ist *Sinn* zunächst häufig im Verborgenen, Sinn ist eher dasjenige, was uns nicht äußerlich bestimmt, wohl aber unserem Handeln von innen zukommt. Ein *zweckvolles Handeln* wird erst in einem bestimmten Zusammenhang *sinnvoll* und dieser Zusammenhang muss vorher von uns bedacht sein. Beispielsweise kann die Versorgung eines gebrochenen Beines mit einem Gipsverband zweckvoll sein, um den gebrochenen Knochen zu schonen, damit er wieder zusammenwachsen kann. Aber sinnvoll wird der Gipsverband erst dadurch, dass er in einem therapeutischen Gesamtzusammenhang angewendet wird, der besagt, dass der Gipsverband nach einer klar bestimmten Zeit wieder entfernt wird, um dann schrittweise mit der Bewegung und Belastung des Beines zu beginnen. Sonst würde der Gipsverband mehr Schaden anrichten als nützen. Der *Sinn* ergibt sich also zum einen aus dem Gesamtzusammenhang, zum anderen aus unserem Denken. *Sinn* ist nie einfach da; er muss erkannt werden, oft muss er sogar „geschaffen" werden. Das kann durch Denken geschehen, genauso gut aber auch durch Sehen, Hören, Fühlen, Ahnen, Glauben, Spüren. *Sinn* kann nicht gemacht werden, aber auch nicht gefunden, denn er liegt nicht einfach da. *Sinn* muss *kreiert werden*, er kann nur aus einer inneren, geistigen Schaffenskraft *geschaffen, gebildet, auch aktiv entdeckt werden*, wenn wir Unzusammenhängendes wegräumen, wenn wir *Klarheit schaffen,* das heißt, wenn wir *uns selbst klar werden* im Zusammenhang einer Situation, eines Ereignisses, einer Erkrankung.

„Sinn ist etwas, das ein Handeln nicht von außen rechtfertigt, sondern von innen."[2]

Sinn erleben, *Sinn* erkennen, *Sinn* erfüllen, ist eine Frage der inneren Haltung, einer geistoffenen Seelenhaltung, die wir unbewusst haben, aber auch bewusst pflegen können.

Sinn ist etwas ganz anders als *Zweck*. Der *Zweck* ist immer konkret und zielgerichtet; ein Zweck kann erfüllt oder nicht erfüllt sein. Ein Handeln kann zweckdienlich sein oder das Gegenteil. Ein Zweck ist ein konkretes Ziel. Ein Ziel kann getroffen oder verfehlt werden. Das ist objektiv zu entscheiden.

Erst der *Sinn* gibt einem zielgerichteten Handeln die Richtung, die Orientierung im Ganzen. Der *Sinn* gibt dem *Zweck* Bedeutung.

Sinn hat immer etwas von Bedeutung, von Aussage, von Botschaft. Einen *Sinn sehen* können (bei einer Sache, einer Unternehmung ...) ist eine geistige Erkenntnis. *Sinn ist Geist.*

Ein *Zweck* braucht geeignete Mittel, um erreicht werden zu können. Der *Sinn* braucht Geist- und Seelenfähigkeit, um erkannt werden zu können.

Zweckfreies Tun muss nicht sinnlos sein[3]: man denke an Spiel und Kunst, an Natur, Musik und Poesie, an Gebet und Meditation. Sie alle sind im besten Sinn frei von Zwecken, aber erfüllt von *Sinn*. Ja, sie erfüllen ihren Sinn gerade durch ihre Zweckfreiheit.

Sinn und Zweck können sich polar gegenüberstehen, sie können sich aber auch ergänzen und gegenseitig bereichern. Sinn und Zweck sind keine Gegensätze, vielmehr zwei wichtige Qualitäten unseres Daseins, die beide im Leben zu ihrem Recht kommen sollten. Ohne das Bemühen, angemessene, „sinnvolle" *Zwecke zu erfüllen*, kann unser Leben arm werden; ohne das Bemühen, *Sinn zu erleben*, kann unser Leben sinnlos werden. Deshalb *müssen wir nach dem Sinn fragen*, um nicht an Sinnlosigkeit zu leiden.

Das Leiden an Sinnlosigkeit ist ein wesentlich schwereres Leiden als das Leiden an körperlichen Gebrechen, Armut oder Not.

Das *Erleben von Sinn, Sinnhaftigkeit* zu spüren oder um sie zu wissen, gibt eine Kraft und Sicherheit im Leben, die durch nichts anderes ersetzt oder erreicht werden kann. Sie ist einmalig und im echten Wortsinn Leben erhaltend. Dies zeigen und bestätigen sowohl die Erkenntnisse der Logotherapie Viktor Emil Frankls[4] wie auch die der Salutogenese Aaron Antonovskys[5] (vgl. Kap. I).

Die Frage nach dem Sinn ist für den Menschen existenziell.

Allein mit der Frage nach dem Sinn des Lebens umzugehen, sie zuzulassen, nach dem eigenen Lebenssinn zu forschen, sich damit zu beschäftigen, gibt schon eine Orientierung im Leben, gibt Vertrauen auf dem Lebensweg, auch wenn die Antwort nicht jeden Tag klar ist. Aber wann haben wir die Frage nach dem Sinn? Doch meist erst dann, wenn der Sinn einer Sache, eines Ereignisses oder des ganzen Lebens uns nicht offensichtlich klar ist; wenn er verborgen, unsichtbar ist. Dann kommt uns die Frage, dann beschäftigen wir uns damit, dann suchen wir nach einer Antwort. Das ist verständlich. Genau diese Bereitschaft, sich im Fall einer Unsicherheit mit der Sinnfrage ernsthaft zu beschäftigen, ist entscheidend. Mit der inneren Arbeit an der Frage nach dem Sinn, nach der Sinnhaftigkeit bestimmter Ereignisse wie auch des ganzen Lebens kommen wir weiter – und das ist eine Frage unserer inneren Haltung: Ist die Frage nach dem Sinn sinnvoll?

Wird diese Ausgangssituation von uns bejaht, so bewegen wir uns auf der „Zielgeraden“ der Sinnfindung.

Ganz anders ist es, wenn ein Mensch diese Frage nach dem Sinn des Lebens sinnlos findet, wenn er sie verneint, sie ignoriert, sie für irrelevant erklärt; dann kann er irgendwann in die Orientierungslosigkeit geraten, und anstelle von Sinnfragen erlebt er Sinnzweifel oder Sinnverlust bis zur Verzweiflung aus dem Erleben der Sinnlosigkeit seines Lebens. Dann ist die (ignorierte) Frage ganz real existenziell geworden.

> Pierre hatte nicht mehr „wie früher Augenblicke der Verzweiflung, der Schwermut und des Ekels vor dem Leben; aber jene Krankheit, die sich früher in scharfen Anfällen bekundet hatte, war nur nach innen zurückgedrängt und wich keinen Augenblick von ihm. ‚Wie geht es in der Welt zu? Warum und wozu das alles?', so fragte er sich verständnislos mehrmals im Laufe jedes Tages, wenn er unwillkürlich über Sinn und Wert der einzelnen Erscheinungen des Lebens nachzudenken anfing; aber da er aus Erfahrung wusste, dass es auf diese Fragen keine Antworten gab, so suchte er eilig von ihnen loszukommen, griff nach einem Buch oder machte, dass er in den Klub oder zu Apollon Nikolajewitsch kam, um dort Stadtklatsch anzuhören und darüber mitzureden. [...]
>
> Es war eine gar zu schreckliche Empfindung, unter dem steten Druck dieser ungelösten Lebensfragen zu stehen, und so ergab er sich den ersten besten Vergnügungen, um nur jene Fragen zu vergessen. Er besuchte alle möglichen Gesellschaften, trank viel, kaufte Gemälde und baute; und vor allen Dingen las er viel. [...]
>
> Und von der Lektüre ging er zum Schlaf über, und vom Schlaf zum Geplauder in den Salons und im Klub, vom Geplauder zum Schlemmen und zu den Weibern, vom Schlemmen wieder zum Geplauder, zur Lektüre und zum Wein. Das Weintrinken wurde ihm mehr und mehr zu einem physischen und zugleich zu einem geistigen Bedürfnis. [...] Erst nachdem er eine und noch eine zweite Flasche Wein getrunken hatte, gelangte er zu der verschwommenen Vorstellung, dass jener wirre, furchtbare

> Knoten des Lebens, der ihn vorher erschreckt hatte, doch nicht so furchtbar sei, wie es ihm vorgekommen war. Er sah diesen Knoten zwar auch im Zustand leiser Berauschtheit unaufhörlich von der einen oder anderen Seite, mochte er nun plaudern oder Gespräche mit anhören oder nach dem Mittagessen und Abendessen lesen; aber unter der Einwirkung des Weines sagte er sich dann: ‚Das hat nichts weiter auf sich. Das werde ich schon entwirren. Ich weiß schon, wie ich alles lösen werde; aber jetzt habe ich keine Zeit; später werde ich das alles überdenken!‘ Aber dieses ‚Später‘ kam eben niemals.“ [6]

Die Frage nach dem Sinn ist für den Menschen wesentlich entscheidend für sein Gesundsein, Kranksein und Wieder-gesund-Werden. Denn grade die positive Auseinandersetzung mit der Sinnfrage, die Beschäftigung mit Sinn und Sinnhaftigkeit im Leben, in der menschlichen Existenz, wird zu einer spirituellen Kraftquelle, die unseren Lebensmut, unsere Lebenskraft, unsere Lebensorientierung, unsere Resilienz, die innere Widerstandskraft gegen Kränkungen stärkt und uns gesund erhält oder uns wieder gesund werden lässt. Die Fähigkeit zur Salutogenese (vgl. Kap. I) hängt entscheidend von dem Vertrauen in die Sinnhaftigkeit des Lebens und seiner Ereignisse ab. Das Erleben von Sinnhaftigkeit ist der wesentliche Faktor des Kohärenzgefühls und damit für die Bewältigung von Krankheit und für die Entstehung von Gesundheit. Fehlt einem Menschen die Bereitschaft für sich und sein Leben Sinn zu entwickeln, indem er sich nicht mit der Sinnfrage beschäftigt, so fehlen ihm wesentliche salutogenetische Kräfte. Seine Gesundungskräfte verkümmern, die Selbstheilungskraft versiegt: Kränklichkeit oder Erkrankungen können sich einstellen, Zweifel und Verzweiflung breiten sich aus, können sich in Ängsten oder Depressionen zeigen und bis zur Lebensmüdigkeit führen, aus dem Erleben der Sinnlosigkeit.

Deshalb ist die bewusste Beschäftigung mit der Sinnfrage wesentlich für das Gesundsein, und für das Gesundwerden.

„Was ist das höchste Gut auf Erden? Gesundsein – Nein: Gesund zu werden", wusste schon Johann Wolfgang Goethe.

Die Beschäftigung mit den Fragen nach der Sinnhaftigkeit kann gerade im Rahmen einer Psychotherapie eine wichtige Hilfe oder Anregung sein. Dies geschieht insbesondere auch in einer Anthroposophie-basierten Psychotherapie. Natürlich kann Sinn niemals von außen gegeben oder gar „verordnet" werden; aber die Anregung zu einer Beschäftigung mit Sinnfragen kann durchaus förderlich sein, wenn diese Anregung in freilassendem Stil geschieht. Sinnerfahrung braucht Offenheit, keinen Zwang, keinen Druck, sie braucht innere Bereitschaft.

Die Beschäftigung mit dem Sinn, der Sinnhaftigkeit, ist eine Frage der inneren Haltung.

Oft bringen Patient*innen ihre Sinnfragen ins Sprechzimmer mit. Dann sind wir auch auf ärztlicher beziehungsweise therapeutischer Seite gefordert, uns mit der Frage nach dem Sinn auseinanderzusetzen. Und das ist gut so, aber wahrlich nicht einfach.

Die Frage nach dem Sinn ist für den Menschen essenziell für die Bewältigung großer oder kleiner Herausforderungen seines Lebens. Die Frage nach dem Sinn ist der „goldene Kompass" fürs Leben.

Nicht nur gravierende Schicksalsereignisse und schwere Erkrankungen provozieren Sinnfragen, auch kleinere Ereignisse oder Erkrankungen können Fragen nach dem Sinn auslösen. Insbesondere bei depressiven Erkrankungen, der Krebserkrankung oder heftigen Krisen und Schicksalsschlägen können Sinnzweifel bis zu Sinnverzweiflungen und Sinnverlust entstehen. Im Erleben von Krisen und Krankheiten kommen die Sinnfragen besonders deutlich ins Bewusstsein.

Dabei zeigen Sinnfragen in Zusammenhang mit Erkrankungen oft ein Doppelgesicht: einmal in der Frage nach dem *Warum* – und zum anderen in der Frage: *Wofür?*

Die *Warum*-Frage zielt auf die Vergangenheit, sie fragt nach Gründen oder Ursachen für das eingetretene Ereignis. Diese Frage kann noch differenziert werden in die spezifischere Form: *Warum* gerade JETZT? Dabei klingt bereits die Beachtung eines zeitlichen und biografischen Zusammenhangs mit, die der Beschäftigung schon eine Richtung geben kann. Eine weitere Spezifizierung kann auch in der Frage liegen: *Warum* gerade ICH? Hier weist die Richtung der Fragestellung auf die eigene Persönlichkeit hin, mit dem Risiko der Entwicklung von Schuldzuweisung und Schuldgefühlen.

Die zweite Frage, nach dem *Wofür,* ist auf die Zukunft gerichtet und für eine mögliche Bewältigung der Erkrankung wesentlich wichtiger, aber auch herausfordernder. Es ist die Herausforderung an den erkrankten Menschen, die durchaus von ärztlicher beziehungsweise therapeutischer Seite formuliert werden darf: *Was fällt den Patient*innen selbst zu ihrer Erkrankung ein? Sagt ihnen die Erkrankung etwas? – Wie versteht jede*r Einzelne die Botschaft einer Erkrankung?* – Mit einer solchen Fragestellung nach einer *Botschaft* sind wir direkt bei der Sinnfrage angekommen. Die *Wofür-Frage* fragt nicht nach einem primären oder sekundären Krankheitsgewinn, wie ihn die Psychotherapie kennt, sondern explizit nach dem *Sinn*. Und zwar nach dem Sinn, der der betroffenen Person „einleuchtet", der sich ihr in der Beschäftigung, allein oder in psychotherapeutischen Gesprächen, zeigt. Diesen Sinn, oder diese Botschaft zu sehen oder zu verstehen, kann und darf nicht vorgegeben werden, er kann sich nur in der aktiven und offenen Beschäftigung bei den Patient*innen selbst entwickeln. Für diese innere Beschäftigung kann die Therapie den Raum, die Zeit, die Gelegenheit eröffnen. Und das sollte sie auch tun.

Selbstverständlich ist die Frage nach dem Sinn einer Krankheit nicht allgemein zu beantworten. Sie ist für jede*n Kranke*n individuell. Wenn Steiner doch darauf eine allgemeingültige Antwort gibt, mit den Worten: „weil die Krankheit erst dann ihren Sinn erreicht, wenn sie geheilt wird"[7], so verweist das genau auf die jeweils individuelle Situation, in der *ein* Mensch von *seiner* Krankheit geheilt wird. Jedenfalls wenn man unter Heilung mehr versteht als eine Restitutio, eine Wiederherstellung, oder die Herstellung von Symptomfreiheit. Heilung im Sinn von Heil-Sein, Gesund-Sein, bedeutet im Vollbesitz der körperlichen, und seelisch-geistigen Entfaltungsmöglichkeiten zu sein. Das wiederum bedeutet, dass einerseits die Körperorgane „schweigend", das heißt für uns unmerklich, unbewusst, ihre Funktionen erfüllen, und andererseits, dass wir unsere geistig-seelischen Fähigkeiten bewusst und intentional gebrauchen können. Dabei sollen wir, wenn wir gesund sind, körperlich wie auch seelisch-geistig unbeeinflusst sein von den jeweils anderen Qualitäten. Der Zusammenhang, in dem bei Steiner diese Aussage steht, besagt: „(G)esund sein heißt, die geistigen Qualitäten, die sogenannten normalen geistig-seelischen Qualitäten in sich zu tragen. Krank sein, irgendeine Krankheit zu haben, heißt aber, tatsächlich von einer geistigen Qualität beeinflusst sein. [...] es ist so, dass, wenn man eine Krankheit in sich hat, hat man eine geistige Qualität in sich, die im gewöhnlichen Lebensverlauf des Menschen nicht da ist."[8] Eine geistige Qualität soll den Menschen nicht unbewusst *beeinflussen*, sondern wir sollen frei und bereit sein, sie zu erkennen. „Man erkennt eigentlich schon, indem man Geistiges erkennt, die Krankheit."[9] Im Erkennen von Geistigem erkennen wir den Sinn. Das ist der Weg zur Heilung. Einen Sinn in einer bestimmten Krankheits- oder Krisensituation nicht zu erkennen oder zu verstehen, bedeutet keinesfalls, dass es keinen Sinn gibt, sondern lediglich, dass wir ihn *momentan* noch nicht sehen können. Aber: der Sinn ist größer als unser Verstand. Es kommt auf die innere Haltung an, die Sinnhaftigkeit einzubeziehen, mit ihr innerlich umzugehen.

Der Pionier der Psychoonkologie, Lawrence Le Shan, hält Selbstfindung und Sinnfindung *für eine der stärksten Waffen gegen den Krebs*[10], für eine gelingende Krankheitsbewältigung sei es nötig, dem Leben wieder „Sinn, Schwung und Begeisterung zu geben."[11]

Tatsächlich zeigen vielfache Erfahrungen, dass sich *Sinnfindung* nicht erzwingen lässt, auch nicht durch noch so intensive Beschäftigung mit den Sinnfragen. *Sinnfindung ereignet sich,* wenn die Zeit, die Situation, wenn der betreffende Mensch dafür offen und bereit ist.

Das kann gerade durch eine schwere Erkrankung oder eine Krise eintreten. Denn in solchen Situationen ist der Mensch offener und empfänglicher für manche Einsichten als im sogenannten gesunden Alltag voller Verpflichtungen und Ablenkungen. Neben der Krebserkrankung sind es besonders die depressiven Erkrankungen, die den Menschen schmerzlich die Sinnfrage erleben lassen, oft als Sinnzweifel, oft als Sinnverlust. Ein 50-jähriger Mann, der in seinem sehr erfolgreichen Leben alles, was er sich vorgenommen hatte, erreicht hatte, und nicht mehr wusste, was er sich noch vornehmen könnte, erlitt eine schwere Depression, in deren Verlauf er an allem zweifelte und keinen Sinn mehr erlebte. Deshalb versuchte er, seinem Leben ein Ende zu setzen. Er nahm sich ein Zimmer in einem Hotel, hängte das „Bitte nicht stören"-Schild an die Tür und nahm eine Überdosis Schlaftabletten zusammen mit Alkohol. Am nächsten Morgen übersah die Reinigungskraft das Schild und betrat das Zimmer. Sie sah den bewusstlosen Mann, die leeren Tablettenschachteln und Flaschen und alarmierte den Notarzt. Der Patient kam in die Klinik, wurde wegen der Intoxikation intensivmedizinisch behandelt und kam anschließend zur Psychotherapie zu mir. Während der längeren psychotherapeutischen Behandlung nach diesem ernsthaften Suizidversuch im Rahmen einer schweren depressiven Erkrankung sagte er mir: „Was ich in den letzten Monaten an Erkenntnis und Bewusstseinserweiterung erlebt habe, habe ich mein ganzes Leben vorher nie gehabt – und das ist es auf jeden Fall wert gewesen."[12]

Diese Äußerung steht für das Erleben vieler Menschen in Depressionen. Auch Krebspatient*innen sowie Menschen mit anderen schweren Erkrankungen und auch Menschen nach traumatischen Erlebnissen und in biografischen Krisen können die Erfahrung machen und davon berichten, dass sie durch ihre Erkrankung im Rahmen einer positiven Sinnfindung in der Erkrankungssituation ein Wachstum an innerer Reife, eine persönliche Steigerung ihres Selbstbewusstseins und Selbstvertrauens und eine Intensivierung ihres Lebensgefühls erlebt haben[13]. Gelingende Sinnfindung im Zusammenhang von schweren Erkrankungen oder heftigen Krisen sind tatsächlich keine Seltenheit.[14]

Wenn Albert Camus schreibt, „das Ziel eines Lebens kann nur darin bestehen, die Summe von Freiheit und Verantwortung, die in jedem Menschen und in der Welt liegt, zu vergrößern“[15], so kann in diesem Sinn auch formuliert werden: Das Ziel einer Therapie kann darin bestehen, den Grad an Freiheit und Entfaltungsmöglichkeit eines Menschen, die Kraft seiner inneren Haltung, der Erkrankung (dem Leiden) einen Sinn zu geben, zu vergrößern und zu stärken. Das bedeutet offensichtlich nicht *Freiheit von* Krankheit, sondern *Freiheit für* innere Selbstbestimmung und Entwicklung. Heilung als Ziel der Therapie besteht nicht allein darin, Symptomfreiheit oder Arbeitsfähigkeit wieder zu erreichen, Heilung bedeutet vielmehr auch „in einem höheren Sinne die Fähigkeit, eine Krankheit annehmen zu können.“[16] Erst dann gewinnt der Mensch die Möglichkeit zu einer inneren Metamorphose seines Lebens, zu einem Heil-Sein.

Anmerkungen

1 Rombach H., Die philosophische Grundfrage nach dem Sinn. In: Csef, H. (Hg.), Sinnverlust und Sinnfindung in Gesundheit und Krankheit, Verlag Königshausen & Neumann Würzburg 1998 S. 35.

2 Tellenbach H., Der Sinn und die Zwecke. In: Csef; H. (Hg.), Sinnverlust und Sinnfindung in Gesundheit und Krankheit, Verlag Königshausen & Neumann Würzburg 1998, S. 55.

3 Vgl. Treichler M., Das erschöpfte Ich – Burnout erkennen, verstehen, vermeiden, Verlag Gesundheitspflege aktiv Esslingen 2013, S. 113f.

4 Frankl V. E., Anthropologische Grundlagen der Psychotherapie, Verlag Hans Huber Bern Stuttgart Wien1975; Ders., Der Mensch vor der Frage nach dem Sinn, Piper Verlag München, 29. Aufl., 2017; Ders. Trotzdem

Ja zum Leben sagen, Deutscher Taschenbuch Verlag München, 29. Aufl. 2008.

5 Antonovsky A., Salutogenese – Zur Entmystifizierung der Gesundheit, dgvt-Tübingen 1997.

6 Tolstoi L. Krieg und Frieden, Null Papier Verlag 2019, Übersetzung: Hermann Röhl, EV: Insel-Verlag, Leipzig 1921, 3. Auflage, VIII. Teil, Kap. 1, S. 1110–1114. (www.null-papier.de/kriegundfrieden)

7 Steiner R., Meditative Betrachtungen und Anleitungen zur Vertiefung der Heilkunst (GA 316), Rudolf Steiner Verlag Dornach 1967, S. 117.

8 Steiner R. Steiner R. Meditative Betrachtungen und Anleitungen zur Vertiefung der Heilkunst GA316 Rudolf Steiner Verlag Dornach 1967 S.117.

9 Steiner R. Steiner R. Meditative Betrachtungen und Anleitungen zur Vertiefung der Heilkunst GA316 Rudolf Steiner Verlag Dornach 1967 S.119.

10 Le Shan Psychotherapie gegen den Krebs Klett Verlag Stuttgart 1982

11 Le Shan Diagnose Krebs. Wendepunkt und Neubeginn. Verlag Klett-Cotta Stuttgart 1993 S.135.

12 Vgl. Treichler M., Wenn die Seele Trauer trägt ... Depressionen erkennen, verstehen, behandeln, Verlag Gesundheit aktiv Esslingen, 3. Aufl. 2010, S. 86.

13 Csef H. / Kube A., Sinnfindung als Modus der Krankheitsverarbeitung bei Krebskranken, in: Csef H. (Hg.), Sinnverlust und Sinnfindung in Gesundheit und Krankheit, Verlag Königshausen & Neumann Würzburg 1998, S. 325–341.

14 Ebda. S. 340.

15 Camus A., Die Wette unserer Generation, in: Ziel eines Lebens. Suhrkamp Verlag Frankfurt 1977, S. 95.

16 Doerr W. Anthropologie des Krankhaften, in: Gadamer / Vogler (Hg.), Neue Anthropologie Band 2, Verlag Thieme und dtv Stuttgart 1972, S. 386–425.

Teil II

Zu Psychiatrie – Psychosomatik – Psychotherapie

Kapitel VII

Erweiterung der Medizin – aber Neubegründung der Psychotherapie – Körperliche und seelische Erkrankungen – Anthroposophie-basierte Psychiatrie und Psychotherapie

> „Entweder man nimmt auf dem Gebiete des Erkennens überhaupt die geisteswissenschaftliche Grundlage an, dann wird diese geisteswissenschaftliche Grundlage die Psychiatrie schon umgestalten, dann wird sie aus der Psychiatrie ganz besonders etwas machen, was heute eigentlich von zahlreichen Menschen ersehnt wird, was aber gar nicht da sein kann durch die neuesten naturwissenschaftlichen Methoden, die Ihnen ja gestern und heute genügend auseinandergesetzt worden sind.[1]

Diese Hoffnung Steiners hat sich bisher leider nicht erfüllt. Aber auch in dieser Aussage deutet sich an, dass für Steiner die Psychiatrie eine besondere Stellung in der Medizin hat und nicht nur ein Teilgebiet der Medizin ist. Denn für kein anderes medizinisches Fach sprach Steiner von einer *Umgestaltung* durch die *geisteswissenschaftliche Grundlage des Erkennens.* Diese Formulierung korrespondiert mit der Anregung zu einer *Neubegründung der Psychologie* (im Sinne einer Psychotherapie) *aus der Bewusstseinsseele.* Für Psychiatrie, Psychologie sowie Psychotherapie gilt also nicht nur der Gesichtspunkt einer *Erweiterung nach geisteswissenschaftlichen Erkenntnis-*

sen, wie dies für die Medizin eindeutig formuliert wurde. Diese Sonderstellung, diese besondere Aufgabe für die Bereiche der Psychiatrie und Psychotherapie ist noch nicht genügend gewürdigt, geschweige erfüllt worden. Hier liegen noch unausgeschöpfte Potenziale in den Anregungen Steiners verborgen, die methodisch und therapeutisch in Psychiatrie, Psychosomatik und Psychotherapie fruchtbar gemacht werden können.

Die Entwicklung der Medizin in den vergangenen hundert Jahren zeigt durch ihre großen Erfolge in Diagnostik und Therapie eine einseitige, naturwissenschaftliche und materialistisch-technische Ausrichtung. Diese Tendenz auszugleichen haben sich im 20. Jahrhundert verschiedene psychologische und komplementäre naturheilkundliche medizinische Richtungen etabliert. Mit unterschiedlichen Methoden und Ansätzen ermöglichen sie eine Ergänzung der naturwissenschaftlichen Medizin oder mindestens eine andere Betonung und Berücksichtigung anderer Aspekte als der ausschließlich materiellen und technisch-apparativen Angebote. Aus der Einseitigkeit der Medizin entwickelte sich das Bedürfnis der Menschen nach einer ganzheitlichen Medizin. Die Anthroposophische Medizin versteht sich als eine ganzheitliche Medizin; nicht in Gegensatz oder Opposition zur naturwissenschaftlichen Medizin, sondern in Ergänzung.

In dem gemeinsam mit Dr. med. Ita Wegman verfassten Buch *Grundlegendes zu einer Erweiterung der Heilkunst nach geisteswissenschaftlichen Erkenntnissen*, im September 1925 nach Steiners Tod erschienen, findet sich zu Beginn im ersten Kapitel der folgende Absatz:

„Nicht um eine Opposition gegen die mit den anerkannten wissenschaftlichen Methoden der Gegenwart arbeitende

Medizin handelt es sich. Diese wird von uns in ihren Prinzipien voll anerkannt. Und wir haben die Meinung, dass das von uns Gegebene nur derjenige in der ärztlichen Kunst verwenden soll, der im Sinne dieser Prinzipien vollgültig Arzt sein kann.

Allein wir fügen zu dem, was man mit den heute anerkannten wissenschaftlichen Methoden über den Menschen wissen kann, noch weitere Erkenntnisse hinzu, die durch andere Methoden gefunden werden, und sehen uns daher gezwungen, aus dieser erweiterten Welt- und Menschenerkenntnis auch für eine Erweiterung der ärztlichen Kunst zu arbeiten."[2]

Damit ist in den Worten Steiners die *Erweiterung* der anerkannten Medizin als Ziel und Ausgangspunkt einer anthroposophisch-geisteswissenschaftlichen Medizin angesprochen. Es geht um eine über die „anerkannten wissenschaftlichen Methoden über den Menschen" hinausgehende, diese ergänzende und erweiternde Methode, den Menschen in Gesundheit und Krankheit zu verstehen[3] und entsprechend zu behandeln.

Eine neue medizinische Methode

In der *Einleitung unseres Vademecums* von 1923 schreibt Rudolf Steiner unter der Überschrift *Was will unsere neue medizinische Methode?:* „Die neue medizinische Methode, welche hier der Welt mitgeteilt wird, unterscheidet sich von der alten durch eine andere Erkenntnis des Menschen. Die alte Methode, die sich aus den naturwissenschaftlichen Anschauungen der neueren Zeit herausgebildet hat, will alle Menschenerkenntnis dadurch erlangen, dass die physische Organisation zergliedert und in Gedanken wieder auferbaut wird. Aber der Mensch ist nicht bloß eine physische Organisation. Er ist ebenso eine überphysische. Diese kommt in seinen seelischen und geistigen Erlebnissen und Tätigkeiten zur Offenbarung. Wie nun die physische Organisation die Grundlage der seelischen und geistigen ist, so sind diese die Gestalter und Beleber der physischen. Man kann ohne die Einsicht in diesen Tatbestand keine wirkliche Erkenntnis weder des gesunden noch des kranken menschlichen Organismus erwerben.

Deshalb fügt die neue medizinische Methode zu der physischen Erkenntnis des Menschen die überphysische hinzu."[4]

Ganz diesem Anspruch entsprechend hatte der erste Ärztekurs 1920 im ersten Vortrag damit begonnen, eine Reform des Medizinstudiums anzuregen:

„Es ist ja ziemlich selbstverständlich, dass von dem, was Sie wahrscheinlich alle erwarten von der Zukunft des medizinischen Lebens, nur ein sehr geringer Teil in diesem Kursus wird angedeutet werden können, denn Sie alle werden ja mit mir darinnen übereinstimmen, dass ein wirkliches, zukunftssicheres Arbeiten auf dem medizinischen Felde von einer Reform des medizinischen Studiums als solchem abhängt. Man kann nicht mit dem, was man in einem Kursus mitteilen kann, eine solche Reform des medizinischen Studiums auch nur im Entferntesten anregen, höchstens in der Weise, dass in einer Anzahl von Menschen der Drang entsteht, mitzutun bei einer solchen Reform. Allein, was man auch heute auf medizinischem Felde bespricht, es hat ja immer zu seinem anderen Pol, zu seinem Hintergrunde die Art und Weise, wie die medizinische Arbeit vorbereitet wird durch Betrachtungen der Anatomie, Physiologie, der ganzen Biologie, und durch diese Vorbereitungen werden die Gedanken der Mediziner von vorneherein in eine bestimmte Richtung gebracht, und diese Richtung ist es vor allen Dingen, von der abgekommen werden muss."[5]

Diese Richtung eines stark materiell betonten naturwissenschaftlichen Denkens sollte ergänzt und erweitert werden um eine Erkenntnis von Mensch und Welt, die die Wirksamkeit überphysischer Kräfte miteinbezieht. Denn der Mensch ist weder als gesunder noch als kranker allein aus seiner physischen Natur heraus zu verstehen und angemessen zu behandeln. Denn „dass der Mensch dem Kranksein ausgesetzt ist, ist dem gleichen Grunde zuzuschreiben, warum er ein geistiges und seelisches Wesen sein kann. Nur durch die Beobachtung des Geistigen im Physischen gelangt man zur Erkenntnis des Wesens der Krankheit."[6]

Zum Wesen von Gesundheit und Krankheit

Von Beginn an thematisiert Rudolf Steiner in seinen medizinischen Vorträge Fragen nach dem Wesen von leiblicher und seelischer Gesundheit und Krankheit[7]: „Was ist denn Krankheit und was ist denn der kranke Mensch überhaupt?"[8] Ebenso steht die Frage nach dem Wesen des Menschen sowie die Bedeutung des Seelischen und Geistigen für das Gesundsein und Krankwerden im Zentrum. Da die Medizin zu Beginn des 20. Jahrhunderts sehr stark körperorientiert und materialistisch ausgerichtet war, hatte sich damals schon eine gegenläufige Tendenz herausgebildet, deren Vertreter bei bestimmten, ausgewählten Erkrankungen die Psychologie in der Medizin betonten. Wobei allerdings, zumindest teilweise ein Verständnis der Seele und seelischer Erkrankungen selbst wieder neuro-physiologisch und materialistisch interpretiert wurde; also ganz gegensätzlich zu Steiners Verständnis (vgl. Sigmund Freud 1938: „Wir nehmen an, dass das Seelenleben die Funktion eines Apparates ist, dem wir räumliche Ausdehnung und Zusammensetzung aus mehreren Stücken zuschreiben und den wir uns so ähnlich vorstellen wie ein Fernrohr, ein Mikroskop oder dergleichen."[9]).

Steiner ging es zwar um eine „geisteswissenschaftliche Erweiterung" der Medizin, aber nicht um einen „Ersatz" der materiellen Mittel durch „geistige", sondern um eine geistige Erkenntnis auch der materiellen Mittel und Vorgänge. „Man denkt, dass es sich hauptsächlich darum handeln müsse, für eine Vergeistigung der Medizin an die Stelle der materiellen Mittel geistige zu setzen. Aber so berechtigt das auf gewissen Gebieten ist, so unberechtigt ist es in seiner Gänze. Denn es handelt sich vor allen Dingen auch darum, auf geistige Art zu erkennen, welcher Heilwert in einem materiellen Mittel stecken könnte, Geisteswissenschaft also schon anzuwenden auf die Bewertung der materiellen Mittel."[10]

Bereits in den Jahren 1904, 1910 und dann besonders in den 20er Jahren sprach Steiner viel über Fragen der Seelenlehre und der Psychologie[11], auch unter Einbeziehung seelischer Krankheitsphänomene.[12]

Zur Neubegründung einer Psychotherapie aus der Bewusstseinsseele

Im Anschluss an den *Heilpädagogischen Kurs* im Sommer 1924 sprach Rudolf Steiner am 6. Juli, dem vorletzten Tag des Kurses, mit dem bei dem Kurs anwesenden Heilpädagogen Franz Löffler über die Notwendigkeit einer neuen, in der therapeutischen Praxis anzuwendenden Psychologie: „Wert legen auf Psychologie und psychologisches Wirken", notierte sich Löffler nach diesem Gespräch, und weiter: „Die Psychologie muss aus der Bewusstseinsseele heraus neu begründet werden. Die Psychologie sollte aber keine neue Theorie, sondern eine spirituelle Betätigung werden, mit der man dem Niedergang entgegenarbeitet, denn die Menschen verlieren das Seelische. Dies wäre Ihre anthroposophische Aufgabe."[13]

Eine eindeutige Aufforderung: es geht in der Psychologie, auch einer therapeutisch anzuwendenden, nicht um Erweiterung wie in der Medizin, sondern um eine „Neubegründung aus der Bewusstseinsseele".

Diese klare Aussage ist eine Weiterführung und Steigerung der Formulierung aus dem *Votum zur Psychiatrie* von 1920[14] die von einer „Umgestaltung der Psychiatrie" sprach.

Es gibt offenbar einen wesentlichen Unterschied zwischen Medizin und Psychiatrie / Psychologie / Psychotherapie – der Begriff der Psychotherapie war damals noch nicht gebräuchlich; auch Freud, Jung und andere nannten die damals begründeten psychotherapeutischen Richtungen noch Psychologien[15], weshalb Steiners Aufruf, die *Psychologie* neu zu begründen in dem gegebenen Zusammenhang eindeutig eine therapeutische Psychologie meinte, mithin in unserem Sprachgebrauch eine Psychotherapie –.

Die Psychotherapie ist nicht nur ein Fachgebiet der Medizin, sie ist eine Komposition aus Psychologie und Medizin. Dies zeigt sich in ihrer Entwicklung der vergangenen hundert Jahre ebenso wie in der heutigen Anwendung. Konsequenterweise und berechtigtermaßen wird die Psychotherapie heute nicht nur von Ärzt*innen, sondern auch von psychologischen Psychotherapeut*innen angewendet. In der Psychotherapie treffen sich Medizin und Psychologie zu einem sinnvollen therapeutischen Angebot. Da die Psychologie die wesentlichen methodischen und inhaltlichen Grundlagen bildet, die Medizin die entscheidenden diagnostischen Anwendungen definiert und beide sich in den Therapiezielen treffen, ergibt die Psychotherapie eine einmalige „Mischung", die in ihrer medizinisch-psychologisch-therapeutischen Qualität nicht allein Teil der Medizin ist. Insofern war Steiner mit seiner Aufforderung vor fast hundert Jahren (1924) seiner Zeit voraus und gab einen damals noch lange nicht angemessen aufgegriffenen Impuls für zukünftige Entwicklungsmöglichkeiten. Diese „anthroposophische Aufgabe", wie Steiner es damals nannte, diese heute zeitgemäße und notwendige Aufgabe, eine Psychotherapie aus der Bewusstseinsseele heraus neu zu begründen, will die von uns begründete Anthroposophie-basierte Psychotherapie[16] in angemessener und zeitgemäßer Form erfüllen.

Aufgrund der Unterschiede zwischen Medizin und Psychologie / Psychotherapie, geht es dabei, wie bereits gesagt, nicht um eine Erweiterung der Psychotherapie, wie es im Sinne Steiners für die Medizin angemessen war und ist, sondern tatsächlich um eine Neubegründung. Um die Begründung einer auf der Anthroposophie aufbauenden, auf ihr basierten, die zeitgemäßen Erkenntnisse von Psychologie, Medizin, Psychiatrie, Psychosomatik und Psychotherapie einbeziehenden, aber eigene Schwerpunkte setzenden neuen Psychotherapie.

Insofern die gegenwärtigen Psychotherapien vielfältig und uneinheitlich sind, mit zahllosen psychotherapeutischen Richtungen und Schulen (man schätzt, dass es derzeit 300 bis 400 verschiedene, konkurrierende psychotherapeutische Richtungen mit ganz unterschiedlichen Ansätzen und Verständnisweisen von Gesundheit und Krankheit gibt[17]) ist diese Ausgangssituation gar nicht mit der Situation einer weitgehend einheitlichen, naturwissenschaftlich bestimmten Hochschulmedizin zu vergleichen, deren Grundlagen und Richtlinien für alle Ärzt*innen gültig sind. Die in Deutschland sogenannten „Besonderen Therapierichtungen“ (Homöopathie, Phytotherapie, Anthroposophische Medizin) sind alle ausschließlich ergänzend, das heißt, komplementär zur anerkannten Hochschulmedizin zu erlernen. Während in der Psychotherapie eine große, schon unüberschaubare Vielfalt herrscht und eine große Wahlmöglichkeit besteht, muss jede*r Ärzt*in ein medizinisches Staatsexamen absolvieren und damit die Kenntnis wissenschaftlich allgemein anerkannter Standards dokumentieren. Die im deutschen Gesundheitswesen herrschende Begrenzung auf nur drei Psychotherapeutische Richtungen (Psychoanalyse, Tiefenpsychologie und Verhaltenstherapie) ist von den Kostenträgern bestimmt (in Österreich und in der Schweiz sind beispielsweise 23 verschiedene Psychotherapien gesetzlich anerkannt) und lässt kaum Rückschlüsse auf Wissenschaftlichkeit und/oder Wirksamkeit zu.

Die Aufforderung Steiners von 1924 und die Entwicklung der Psychotherapie in den vergangenen hundert Jahren bis heute, haben uns ermutigt, den Impuls Steiners aufzugreifen und eine „Psychotherapie aus der Bewusstseinsseele“ heraus neu zu begründen.

Das im dritten Kapitel bereits dargestellte polare Krankheitsverständnis von organischen Erkrankungen einerseits und den sogenannten „Geisteskrankheiten“, also den psychotischen Erkrankungen, andererseits hatte Steiner bereits im Januar 1924 grundlegend beschrieben, ausgehend von der Polarität zwischen Körper und Seele, die sich in den Qualitäten Schwere (Schweremacht) und Licht beziehungsweise Leuchtekraft zeigt. Der Körper gehört der Schwere an, die Seele dagegen dem „Reiche des Lichts“: „Die Seele ist in Wirklichkeit, in der Tat Licht.“[18]

Die wesentlichen und entscheidenden polaren Qualitäten von Körper und Seele sind: Schwere und Licht. Schwere bedeutet die Beziehung zur Erde mit ihrer Schwerkraft und Materialität. Licht bedeutet Unabhängigkeit von der Erde, Licht ist kosmisch, es bindet uns nicht an die Erde, sondern macht uns frei. Licht hat im Menschen mit Bewusstsein, mit Erkenntnis, mit Denken und Einsicht zu tun. Wir sagen, wenn wir etwas eingesehen oder erkannt haben: „Mir geht ein Licht auf“. Dieses Erkenntnislicht, das Bewusstsein, in dem Erkenntnis aufleuchten kann, ist das Element der Seele. „Die Erkenntnis ist das Licht / Und die Liebe dessen Wärme.“[19]

Wobei mit Erkenntnis nicht nur gedankliche Erkenntnis gemeint ist, sondern genauso auch gefühlsmäßige und willentliche Erkenntnisse. Die Seele ist der „Ort“, wo unser Licht, unsere Bewusstheit aufleuchtet. Und so, wie ein Licht nicht immer mit voller Leuchtekraft / Stärke leuchtet, sondern auch gedimmt, abgedämpft, abgedunkelt, verschattet sein kann, so kann auch unser Bewusstsein herabgedimmt, abgedämpft, verschattet, getrübt sein.

Bewusstsein ist nicht etwas, das wir haben, sondern wir *sind* in einem *bewussten Sein,* Bewusst-Sein bedeutet in der Qualität eines *bewussten Seins zu leben*; das heißt, wir *sind* als Menschen *bewusst Seiende.*

Die Bewusstheit unseres bewussten Seins zeigt sich in den drei unterschiedlichen Graden: dem Tages-/Wachbewusstsein, dem traumhaften Unterbewusstsein und dem schlafähnlichen Unbewusstsein[20].

Diese wesentliche Anschauung der Polarität von Leib und Seele in ihrem Zusammenhang mit Gesundsein und Krankheit brachte Steiner in einem meditativen Spruch für Ärzte zum Ausdruck:

Schau in deiner Seele
Leuchtekraft
Fühl in deinem Körper
Schweremacht
In der Leuchtekraft
Strahlet Geistes-Ich
In der Schweremacht
Kraftet Gottes-Geist
Doch darf nicht
Leuchtekraft
Ergreifen
Schweremacht
Und auch nicht
Schweremacht
Durchdringen
Leuchtekraft
Denn fasset Leuchtekraft
Die Schweremacht

Und dringet Schweremacht
In Leuchtekraft,
So binden in Welten-Irre
Seele und Körper
In Verderbnis sich. –
– die Verderbnis ist die Krankheit.[21]

Körperliche Erkrankung entsteht, wenn die Leuchtekraft der Seele die Schweremacht des Körpers oder eines seiner Teile (ein Organ) ergreift; zu viel Leuchtekraft der Seele in der Schwere des Körpers macht ihn krank – die seelischen Erkrankungen entstehen entgegengesetzt: wenn Schweremacht des Körpers die Leuchtekraft der Seele beherrscht, so entstehen die seelischen Erkrankungen, die sich in den Erscheinungsformen der Seelentätigkeiten zeigen.

Der Leib oder seine Organe erkranken durch zu starke Einwirkung seelischer Leuchtekraft. Licht oder Leuchtekraft als das seelische Element können wir in diesem Zusammenhang offensichtlich verstehen als eine Erscheinungsform von bewusstem Erleben; im Falle von körperlicher Erkrankung als körperliches, organisches Erleben, als Spüren von Organtätigkeiten, die natürlicherweise unbewusst sein sollten, das heißt als Befindlichkeitsstörung, als Organ-Funktionsstörung oder als körperlichen Schmerz.

Seelische Erkrankung als Erscheinungsform von zu viel Schwere, zu starker Schweremacht in der Seele, macht nicht die Seele selbst krank, sondern beeinträchtigt vielmehr die Ausdrucks- und Erscheinungsmöglichkeiten der Seelenfähigkeiten, die unter der Führung des Ich und „unter dem Dach“ des Bewusstseins zu bewusst eingesetzten Seelentätigkeiten werden. Die Seelentätigkeiten werden in der Welt verwirklicht durch den Leib. Und an diesen Seelentätigkeiten zeigen sich die seelischen Erkrankungen. Ihre Beeinträchtigungen oder Veränderungen werden im psychopathologischen Befund beschrieben.[22]

Schwere als Element beziehungsweise Kraft des Körpers und Licht als Bewusstseinselement oder Erlebnisfähigkeit der Seele sollen überwiegend getrennt sein und sich nicht vermischen. Tritt doch einmal Vermischung ein, so ist das im gesunden Zustand wechselseitig relativ getrennte Verhältnis zwischen Schwere und Licht, zwischen Körper und Seele *„verdorben"* und es tritt Kranksein ein.

Das ist das allgemeine „Urgesetz" der Krankheitsentstehung. Die konkreten Krankheitsphänomene einer eingetretenen Erkrankung können in jedem Einzelfall daraus abgeleitet und beschrieben werden.

Die Psychiatrie beschreibt und behandelt die Erkrankungen, die sich an den Seelentätigkeiten, also an den Ausdrucks- und Erscheinungsmöglichkeiten der Seele (nicht an der Seele selbst) zeigen. Die Organmedizin beschreibt und behandelt die Erkrankungen, die sich am Körper, an den Organen und ihren Funktionen zeigen.

Die Arten und Methoden der Behandlungen können verschieden sein: mit Stoffen (Medikamente), die Prozesse im Körper anregen, oder mit Tätigkeiten, die Prozesse in der Seele anregen. Außerdem durch Tätigkeiten, die Prozesse an Leib und Seele anregen (Therapiemaßnahmen am Körper oder mit dem Körper, wie etwa äußere Anwendungen, Massagen, Bäder, Bewegungstherapien).

Die Prozesse *im* Körper sind weitgehend unbewusst. Die Prozesse *am* Körper werden meist erlebt und gespürt. Die Prozesse *in* der Seele können und sollen weitgehend wachbewusst werden. Hier können im Rahmen von psychotherapeutischen Interventionen Erkenntnisprozesse, Einsichten und Absichten, Veränderungsentscheidungen und neue Ziele von den Patient*innen bewusst erarbeitet werden. In einem solchen therapeutischen Zusammenhang kann auch ihre innere Seelenhaltung reflektiert und entsprechend neu entschieden werden.

Anmerkungen

1 Steiner R., Geisteswissenschaft und Medizin (GA 312), Rudolf Steiner Verlag Dornach 1999, S. 268.

2 Steiner R., Grundlegendes zu einer Erweiterung der Heilkunst nach geisteswissenschaftlichen Erkenntnissen (GA 27), Rudolf Steiner Verlag Dornach 1991, S. 7.

3 Vgl. dazu auch: Selg P., Krankheit, Heilung und Schicksal des Menschen. Über Rudolf Steiners geisteswissenschaftliches Pathologie- und Therapieverständnis, Verlag am Goetheanum Dornach 2004.

4 Steiner R., Die Einleitung unseres Vademecums in einer kurzen Skizze für van Leer niedergeschrieben, in: Der Merkurstab, Sonderdruck aus Heft 1, Jan./Feb. 1988, S. 3f.

5 Steiner R., Geisteswissenschaft und Medizin (GA 312), Rudolf Steiner Verlag Dornach 1999, S. 13.

6 Steiner R., Die Einleitung unseres Vademecums in einer kurzen Skizze für van Leer niedergeschrieben, in: Der Merkurstab, Sonderdruck aus Heft 1, Jan./Feb. 1988, S. 4.

7 Steiner R. Die geisteswissenschaftlichen Grundlagen der leiblichen und seelischen Gesundheit, Vortrag vom 06.01.1920, in: Vom Einheitsstaat zum dreigliedrigen sozialen Organismus (GA 334), Rudolf Steiner Verlag Dornach 1983, S. 35–56.

8 Steiner R., Geisteswissenschaft und Medizin (GA 312), Rudolf Steiner Verlag Dornach 1999, S. 15.

9 Freud S., Abriss der Psychoanalyse, Fischer Verlag Frankfurt 1953, S. 9.

10 Steiner R., Geisteswissenschaft und Medizin (GA 312), Rudolf Steiner Verlag Dornach 1999, S. 33.

11 Vgl. Steiner R., Spirituelle Psychologie, Themen aus dem Gesamtwerk, Bd. 11, Hrsg. Treichler M., Verlag Freies Geistesleben, Stuttgart 32004.

12 Besonders Steiner R., Menschenwerden, Weltenseele und Weltengeist

(GA 205), Rudolf Steiner Verlag Dornach 1967. Vgl. dazu auch: Laue H. B. v. / Rißmann W., Das Entstehen der seelischen Krankheiten und ihre Ordnung im Werk von Rudolf Steiner, in: Der Merkurstab Heft 2/2019, S. 89–102.

13 Löffler F. nach dem Gespräch mit Steiner, zit. nach: Vierl K., Schicksalshilfe durch Heilpädagogik, Verlag am Goetheanum 1992, S. 63.

14 Vgl. Anm. 1 in diesem Kap.: Steiner R., Geisteswissenschaft und Medizin (GA 312), Rudolf Steiner Verlag Dornach 1999, S. 268.

15 Vgl. hierzu: Treichler M. / Reiner J., Anthroposophie-basierte Psychotherapie, Salumed Verlag Berlin 2019, S. 9f und dieselben, Anthroposophie-basierte Psychotherapie; Grundlagen, Methoden, Anwendungen, Merkurstab Heft 5/2019, S. 371–377.

16 Vgl. Anm. 16.

17 Stierlin H., in: Hain P., Das Geheimnis therapeutischer Wirkung, Carl-Auer-Systeme Verlag Heidelberg 2013, Vorwort, Online Ausgabe 2013 https://www.carl-auer.de (zuletzt abgerufen März 2019).

18 Steiner R., Meditative Betrachtungen und Anleitungen zur Vertiefung der Heilkunst (GA 316), Rudolf Steiner Verlag Dornach 1967, S. 127.

19 Steiner R., Wahrspruchworte (GA 40), Rudolf Steiner Verlag Dornach 1975, S. 209.

20 vgl. hierzu das Kap. IX Über das Unbewusste in diesem Band.

21 Steiner R., Meditative Betrachtungen und Anleitungen zur Vertiefung der Heilkunst (GA 316), Vortrag vom 09.01.1924, Rudolf Steiner Verlag Dornach 1967, S. 132.

22 Vgl. hierzu: Treichler M. / Reiner J., Anthroposophie-basierte Psychotherapie, Salumed Verlag Berlin 2019, S. 33–51.

Kapitel VIII

100 Jahre Votum *Zur Psychiatrie* – unerwartete Orientierungen für Psychiatrie und Psychotherapie

Geschichte

Das Votum *Zur Psychiatrie* findet sich in dem 314. Band der Rudolf-Steiner-Gesamtausgabe. In diesem Band – überschrieben mit *Physiologisch-Therapeutisches auf Grundlage der Geisteswissenschaft* – sind Vorträge Steiners aus den Jahren 1920 bis 1924 zu medizinischen Themen zusammengefasst, die aus unterschiedlichen Anlässen und vor verschiedenen Zuhörerkreisen gehalten wurden.

Sein Votum gab Steiner am 26. März 1920 anschließend an eine Diskussion nach einem Vortrag des Psychiaters Friedrich Husemann (1887–1959) zum Thema *Nervosität, Weltanschauung und Anthroposophie*, den dieser zu Beginn einer 14-tägigen öffentlichen Vortragsreihe hielt, die vom 24. März bis 7. April 1920 stattfand unter dem Titel *Fachwissenschaften und Anthroposophie.* Verschiedene anthroposophische Redner*innen sprachen über wissenschaftliche, pädagogische, künstlerische, soziale und andere Themen.

Steiner äußerte im Rahmen dieses Kurses explizit, „dass diese Geisteswissenschaft allerdings in ihrer ganzen Forschungsweise sich unterscheidet von dem, was sonst heute im wissenschaftlichen Leben geltend gemacht wird, dass aber dennoch diese Geisteswissenschaft nichts anderes sein will als eine wirkliche Fortsetzung gerade der strengsten wissenschaftlichen Erkenntnisweise der Gegenwart. Sie will durchaus Rechnung tragen denjenigen Fortschritten, die die Menschheit gemacht hat in den letzten Jahrhunderten [...] in Bezug auf Exaktheit und Gewissenhaftigkeit der wissenschaftlichen Methoden [...]. Aber sie ist sich zu gleicher Zeit klar darüber, dass die Erkenntnisfähigkeiten erweitert werden müssen, wenn man zu einer, wenn auch nur relativen Beantwortung derjenigen Fragen kommen will, welche unbeantwortet bleiben auf allen Gebieten des heutigen wissenschaftlichen Lebens."[1]

Zeitgleich zu diesen öffentlichen Vorträgen fand in Dornach vom 21. März bis 9. April 1920 der sogenannte *Erste Ärztekurs* statt, dessen Inhalte in dem Buch *Geisteswissenschaft und Medizin* veröffentlicht wurden als 312. Band der Gesamtausgabe.[2]

Rudolf Steiner sprach in Basel im Januar 1920 in einem Vortrag davon, dass es „das Ideal des Geisteswissenschaftlers wäre, sich einmal vor ganz Sachverständigen über eine intuitive Medizin auszusprechen". Nach diesem Vortrag ging der Chemiker Oskar Schmiedel auf Rudolf Steiner zu und erklärte sich bereit, einen Kurs für Ärzte zu arrangieren, der dann bereits drei Monate später stattfand. An diesem Kurs nahm auch Friedrich Husemann als 32-Jähriger teil.

Wie dieser erste Ärztekurs, es waren etwa 40 Teilnehmende, aufgenommen wurde, ist von Einzelnen überliefert[3]. Ita Wegmann fragte Rudolf Steiner anschließend verwundert: „Muss man den so abstrakt mit den Ärzten sprechen?" Steiner antwortete: „Ja, das muss man". Madeleine van Deventer, die als Medizinstudentin am Kurs teilnahm, berichtete: „Erzogen in den fest konturierten anatomischen Vorstellungen, konnten wir den Metamorphosen alles Lebendigen nur mühsam folgen. Es kam zum verzweifelten inneren Widerstand". Friedrich Husemann schrieb 20 Jahre später: „Jeden Morgen hörten wir, es waren etwa 40 Teilnehmer, in feierlich freudiger Stimmung im Ateliergebäude Rudolf Steiners Vortrag, kaum einer war imstande, die Fülle der Gedanken aufzunehmen. Unerwartete Perspektiven eröffneten sich – aber oft fühlte man sich wie geblendet von der Helligkeit und Weite der Ausblicke, das sich eröffnete Neuland selber zu erobern, schien über die Kräfte zu gehen".[4]

Dieser erste Ärztekurs von Rudolf Steiner umfasst 20 Vorträge, die in Dornach vom 21. März bis 9. April 1920 vor Ärzt*innen und Studierenden der Medizin gehalten wurden. Am 26. März 1920 hielt Steiner den sechsten Vortrag, der sich mit Pflanzenbildungsprozessen, Planetenwirkungen, dem Verhältnis von Pflanze und Menschen, der Polarität von Schwere und Licht, der Herztätigkeit, den Metallen als planetarische Prozesse und anderem beschäftigte. Vorausgegangen war der fünfte Vortrag am 25. März, in dem sich Steiner mit der allgemeinen Menschenerkenntnis als Grundlage der Therapie, der Frage der Anamnese und weiteren Themen befasste.

Warum Rudolf Steiner an diesem 26. März 1920 nach dem öffentlichen Vortrag von Friedrich Husemann dann noch das Wort ergriff, darüber ist nichts Genaues bekannt, sodass sich verschiedene Überlegungen anstellen lassen.

Aufschlussreich ist die Biografie über Friedrich Husemann, verfasst von seinem Neffen Friedwart Husemann und von Werner Priever (1910–2011)[5]. Letzterer war als Psychiater langjähriger Mitarbeiter und Nachfolger Friedrich Husemanns und hat in den letzten Jahren seines Lebens das Material zu dieser Biografie gesammelt und geordnet. Friedwart Husemann, geboren 1945, hat aus diesem Material den vorliegenden Text gestaltet. Durch seinen Vater, Gisbert Husemann (1907–1997), dem jüngsten Bruder Friedrich Husemanns, waren ihm Einzelheiten der Auseinandersetzung Rudolf Steiners mit Friedrich Husemann bekannt, die in der vorliegenden Biografie veröffentlicht wurden. Somit ist Friedwart Husemann der beste Zeuge über die Vorgänge zwischen seinem Onkel, Friedrich Husemann und Rudolf Steiner. Er schreibt: „Husemann selbst hielt viele Vorträge, 1916 über Goethes Farbenlehre, im April 1920 ein Vortrag über Schlaf und Traum, diesen also nach dem Vortrag in Dornach. Im Mai und Juni 1920 hielt er einen Zyklus von acht Vorträgen in Bremen, die ‚ganz gut besucht waren'. Auch 1921 und 1923 hielt er Vortragsreisen. Überliefert ist, dass er während des ersten Ärztekurses 1920 einen Brief an Rudolf Steiner schrieb und ihn fragte, ob er nur noch Vorträge halten oder bei seinem ärztlichen Beruf bleiben solle. Dies am 04.04.1920, eine Antwort Steiners darauf ist nicht bekannt."[6]

Allerdings müsse man, so Friedwart Husemann[7], konstatieren, dass Friedrich Husemanns Vortragstätigkeit zu Steiners Zeiten von Steiner selbst keine besondere Anerkennung fand. Er fragt: „Wie hat Friedrich Husemann dies verarbeitet? [...] Später darüber ausführlich gesprochen, darüber geklagt hat er nie. Er antwortete mit der Tat. Steiner hatte ihn auf Goethe verwiesen. 1935 erschien Friedrich Husemanns Buch *Goethe und die Heilkunst*, das 2002 nach über 60 Jahren in der dritten Auflage erschien. Dadurch zeigte er, dass er imstande war, von Goethe zu lernen."[8]

Es ist zu erwähnen, dass Friedrich Husemann im Jahr 1940 das erste Grundlagenwerk der Anthroposophischen Medizin verfasste, dessen Titel *Das Bild des Menschen als*

Grundlage der Heilkunst – Entwurf einer geisteswissenschaftlich orientierten Medizin zugleich programmatisch betont, dass das jeweilige Menschenbild, die Anthropologie, die Art und Vorgehensweise der Therapie bestimmt. Die zweite Auflage dieses Buches erschien 1951. Zitat aus dem Vorwort: „Von der ersten Auflage fand nur ein kleiner Teil seine Leser – der Rest wurde bald nach Erscheinen eingestampft."[9] Anthroposophie war zu Zeiten der Nazi-Herrschaft verboten. 1956 erschien die erste Auflage des zweiten Bandes mit dem Untertitel *Zur allgemeinen Pathologie und Therapie.*

Schon bei dieser zweiten Auflage des ersten Bandes 1951 wirkte Otto Wolff (1921–2003) mit, der dieses Werk nach dem Tod Friedrich Husemanns 1959 fortsetzte, 1973 die zweite Auflage des zweiten Bandes herausgab und 1986 den dritten Band mit dem Untertitel: *Zur speziellen Pathologie und Therapie.*

In diesem dritten Band findet sich auch das Kapitel: *Grundzüge einer geisteswissenschaftlich orientierten Psychiatrie*[10], das jedoch nicht von Friedrich Husemann verfasst ist, sondern von Rudolf Treichler (1909–1994), seinem Nachfolger in der Klinik. Von Friedrich Husemann gibt es in dem Grundlagenwerk einen Artikel, der die Polarität von Neurasthenie und Hysterie sowie ihre Bedeutung für die Psychiatrie darstellt.[11]

Ich darf an dieser Stelle noch eine persönliche Geschichte einfügen. 1986 schloss ich mein Medizinstudium und meine Promotion in Berlin ab. Zum 01. September 1986 trat ich meine erste Stelle als junger Arzt in der Abteilung für Frauenheilkunde und Geburtshilfe der Filderklinik in Filderstadt an. Ich hatte von Anthroposophie so gut wie keine Ahnung, alles interessierte mich jedoch und ich versuchte mich rasch in die Hintergründe einzuarbeiten. Da las ich, dass gerade eine Neuauflage des Buches von Friedrich Husemann *Das Bild des*

Menschen als Grundlage der Heilkunst erschienen war und allein der Titel übte eine Faszination auf mich aus. Ich bestellte es in der Buchhandlung des nahegelegenen Städtchens. Als ich angerufen wurde, es sei nun zur Abholung bereit, war es schon Dezember. In diesen Jahren gab es kalte schneereiche Winter, so war auch im Dezember 1986 schon so viel Schnee in Filderstadt gefallen, dass ich mich an einem Samstagvormittag entschloss, meinen Rucksack aufzusetzen und meine Langlaufski anzuschnallen, und so pflügte ich meine Bahn über Wiesen und Felder durch den frisch gefallenen Schnee die zweieinhalb Kilometer zum Nachbarort. Dort nahm ich in der Buchhandlung erwartungsvoll die drei Bände des Werkes entgegen mit einem Gesamtgewicht von 3.348 Gramm, verstaute sie in meinen Rucksack und pflügte wieder durch den frisch gefallenen Schnee nach Hause, wo ich sofort begann, darin zu blättern und zu lesen und mich an die mir neuen und mir fremden Sichtweisen und Gedanken zu gewöhnen. So an folgende:

„Eine andere wesentliche Richtung der neueren Medizin liegt in der sogenannten psychosomatischen Medizin vor. Sie leitet viele Erkrankungen, die vor Kurzem als rein körperlich beziehungsweise materiell aufgefasst wurden, aus Einwirkungen der Seele auf die Körperlichkeit ab und findet von solchen Einsichten aus auch den Weg zur Heilung. Damit beweist die psychosomatische Medizin eigentlich die Richtigkeit eines Gesichtspunktes, den Rudolf Steiner als sein Grundprinzip vor der Ärzteschaft entwickelte, die ihn um Kurse gebeten hatten: der Ursprung körperlicher Erkrankungen liege im Seelischen, während bei den sogenannten ‚Geisteskrankheiten' nach den körperlichen Ursachen zu suchen sei – insofern könnte man von Seiten der psychosomatischen Medizin ein gewisses Interesse für eine geisteswissenschaftliche Erweiterung der Heilkunst erhoffen".[12]

„Jede wahre Phänomenologie setzt eigentlich meditative Geisteshaltung voraus. Die Phänomene immer wieder ruhig zu betrachten und an ihnen die Seele wachsen zu lassen, bis sie ihr Geheimnis aussprechen".[13]

Entstehung

Zurück zur Entstehung von Steiners „Votum". Der Vortag des damals 32-jährigen Friedrich Husemanns liegt zeitlich zwischen dem sechsten und siebten Vortrag Steiners während dieses Ärztekurses. Über den Vortrag von Friedrich Husemann ist nichts bekannt, da er nicht mitgeschrieben wurde. Man darf aber annehmen, dass er einiges aus seinen später beim ersten anthroposophischen Hochschulkurs im September 1920 gehaltenen Vorträgen über *Fragen der heutigen Psychiatrie vom Gesichtspunkte der Anthroposophie* angesprochen hat. Eine Zusammenfassung dieser Vorträge wurde publiziert in dem Sammelband *Aenigmatisches aus Kunst und Wissenschaft*[14], Änigma heißt Rätselhaftes, Angedeutetes.

Nach dem Vortrag von Friedrich Husemann wurde eine Frage nach Möglichkeiten eines zukünftigen Studiums der Psychiatrie gestellt, auf die dann Steiner mit seinem Votum, seiner Meinungsäußerung, antwortete.

Das Votum ist also das Schlusswort nach der Diskussion nach einem Vortrag zur Psychiatrie. So wird verständlich, dass es mit den Worten beginnt: „Es ist natürlich nicht möglich, heute noch über dieses Thema, das ja eine erschöpfende Behandlung erfordern würde, wenn man überhaupt darauf eingehen wollte, irgendwie anders als höchstens mit ein paar Andeutungen zu sprechen zu kommen …"[15]

Grundgedanken

Eine Therapie, natürlich auch eine Psychotherapie, setzt eine Diagnosestellung voraus und diese schöpft aus der Lehre der seelischen Erkrankungen, der Psychiatrie. Aus Steiners Votum greife ich die darin ausgeführten Grundgedanken zum Verständnis und zur Behandlung psychischer Erkrankungen heraus und erläutere sie im Folgenden.

1. Die Krankheitsdiagnostik erfordert eine lebendige Begrifflichkeit.
2. Erkrankungen müssen in ihrem sozialen Kontext gesehen werden.
3. Krankheit entsteht durch einen „psychisch organischen Kräftekomplex", der den Schwächsten einer Gruppe ergreift, abhängig von der Konstitution.
4. Krankheitsverständnis erfordert ein Verständnis des Menschen aus dem Zusammenspiel von Leib, Seele und Geist.
5. Krankheitssymptome können als Schritt zu Heilung verstanden werden.

Lebendige Begriffe für Erkrankungen bilden

Dieser erste Gedanke im Votum ist fundamental. Steiner fordert, für die Psychiatrie, also die Lehre von Behandlung und Heilung seelischer Erkrankungen, „wirklichkeitsgemäße Begriffe"[16] zu schaffen, die weder „abstrakt-psychisch" noch „physisch-materiell" sind. Ich übersetze das in meine Worte: Der richtige Begriff führt zum richtigen Griff. Die „richtige" Diagnose beziehungsweise der „wirklichkeitsgemäße" Begriff, die angemessene sprachliche Gestalt der Diagnose des Krankheitsgeschehens, öffnet einen Weg des Umgangs mit der Erkrankung – oder verschließt ihn, wenn der Begriff die Wirklichkeit des Krankheitsgeschehens nur abstrakt oder materiell greift.

Nach meinem Verständnis ist hier von Steiner nicht eine komplette Neuschaffung von eigenen Diagnose-Begriffen alternativ zur ICD10[17] gemeint, sondern eine Schöpfung und Anwendung von Diagnose-Begriffen aus dem menschenkundlichen Verständnis der Beziehungen von Leib, Seele und Geist in Gesundheit und Krankheit.

Als ein für mich zugängliches Beispiel kann das Begreifen der Schizophrenie-Spektrum-Erkrankungen, dargestellt in ICD10 Kapitel F2, Ziffern F20.0 und folgende, dienen. Wenn Patient*innen zum ersten Mal in meine Sprechstunde kommen und sie mir von Krankenhausaufenthalten berichten, frage ich manchmal, ob sie wissen, unter welcher Diagnose sie behandelt wurden. Wenn sie zum Beispiel sagen: aufgrund einer Psychose, frage ich zurück, ob sie wissen, was eine Psychose ist. Häufig kommt dann die Antwort: eine Stoffwechselstörung im Gehirn. Das ist richtig, aber sehr abstrakt und unanschaulich, bildet aber die Brücke zur üblichen medikamentösen Behandlung der Erkrankung: eine Stoffwechselstörung muss mit Stoffen, Arzneistoffen, behandelt werden. „Psychose" oder „Schizophrenie" kommen für den medizinischen Laien als Worte kalt, unklar und bedrohlich daher in geheimnisvoller Fachsprache.

Ein im genannten Sinne wirklichkeitsgemäßer anthroposophischer Begriff dafür müsste an das Verhältnis der vier Wesensglieder zueinander anknüpfen, wie oben dargestellt als diagnostische Grundlage anthroposophischer Medizin. Ich will versuchen, Schizophrenie als Diagnosebegriff in einen anderen Begriff zu übersetzen – dem anthroposophischen Verständnis der Krankheitssituation bei Schizophrenie folgend.[18] Dieses Verständnis beruht auf der Struktur von Leib als belebter Körper, Seele mit den Bereichen Denken, Fühlen und Wollen sowie Geist, individualisiert als Ich. Kennzeichnend für die Erkrankungssituation in der Psychose ist der Befund: „Das Ich kann die Seele mit Denken, Fühlen und Wollen nicht mehr führen", also eine „Ich-Führungsschwäche" oder ein „Ich-Führungsverlust". Das Ich ist nicht bei sich, nicht im Lot, im örtlich-räumlichen Sinne „verrückt", außerhalb seines normalen Anwesenheitsortes, „weggetreten", „außer sich", „nicht bei sich", was zum Beispiel die psychotischen Symptome wie Fremdbeeinflussungserlebnisse oder Gedankenausbreitung erklärt. Dadurch ist die Seele – also Denken, Fühlen und Wollen – zumal bei Belastungen nicht mehr vom Ich gehalten, zerfällt und wirkt fragmentiert. Denken, Fühlen und Wollen werden zunehmend exzentrischer und der Leib kann nur noch eingeschränkt eine Halte- und Stabilisierungsfunktion ausüben. Als weitere Folge wird der Leib durch die Exzentrik der Seele zunehmend geschwächt, insbesondere an Schlafstörungen und Gewichtsabnahme zu erkennen.

Ich suche also nach einem neuen Wort für Schizophrenie und fühle mich dabei an das Märchen von Rumpelstilzchen erinnert, wo es auch um das Finden des richtigen Namens dessen geht, was hindernd und hemmend für die Zukunftsentwicklung ist.

Welches andere Wort also für Schizophrenie? Ich stoße auf das Wort Einwurzelung, ein Wort von Simone Weil[19], das von ihr als allgemeine Lebensnotwendigkeit für das menschliche Wesen eingeführt wurde. Der Mensch braucht die Möglichkeit, Wurzeln zu bilden, bewusst an einer Tradition teilzuhaben, in die er durch Geburt, Ort, Beruf und Umwelt gestellt ist. Erst diese Einwurzelung, so Simone Weil, befähige den Menschen dazu, das Leben zu bejahen und die Würde des Menschen in allem zu respektieren.

Ich übertrage dieses Wort Einwurzelung in den Kontext der inneren Verankerung des Ich. Die Schizophrenie-Spektrum-Erkrankung ist, wie dargestellt, eine Ich-Einwurzelungsstörung, das Ich des Menschen ist nicht fest genug verankert in der leiblichen und seelischen Basis, dadurch kann es „verrücken". So kam ich von Entwurzelung weiter zu Abschnürung und dann zum Wort: Insulation des Ich. Insulation ist eine sprachliche Weiterentwicklung aus dem Wort Insel, das mit Vereinzelung in Verbindung steht und den Zustand der Ich-Abgetrenntheit oder Ich-Abkapselung erfasst. Schizophrenie könnte als Insulationserkrankung bezeichnet werden. Allerdings ist mir klar, dass das Wort Insulation sich nicht durchsetzen wird, es klingt zu sperrig und künstlich. Dieses Wort soll ausdrücken, dass das Ich bei dieser Erkrankung partiell oder zeitweise oder auch anhaltend nicht in ausreichendem Kontakt mit dem Leib und der Seele ist. Unter diesem Blick lassen sich gut die Basissymptome einer schizophrenen Erkrankung erklären:

- Assoziative Denkstörung – der kognitive Bereich der Seele kann vom Ich nicht geführt werden, treibt führungs- und richtungslos in der Welt,
- Affekteinschränkung – der emotionale Bereich der Seele wird vom Ich nicht verlebendigend impulsiert und wird nach und nach spröde und trocken,
- Ambivalenz – der Willens- und Handlungsbereich der Seele bleibt im Unentschiedenen und kommt nicht zu einer Eindeutigkeit,

- Autismus – diese Symptomatik zeigt in besonderem Maße die Krankheitstatsache der Abkapselung, Isolierung des Ich von den anderen Daseinswelten – dic Entfremdung vom eigenen Selbst und das Getrenntheitserleben in Bezug auf die umgebenden Menschen und die Welt insgesamt.

Ich versuche weiter, durch Spielen mit verschiedenen Begrifflichkeiten ein anderes Wort für Schizophrenie zu finden und setze ein anderes Wort ein: Diskonnektion. Diskonnektion heißt: Unverbundenheit, Beziehungsfähigkeitsabbruch, Abgetrenntsein, Abkapselung. Diskonnektion ist dem gleichen, dem lateinischen Sprachraum wie Depression entnommen.

In der psychiatrischen Fachliteratur taucht ein anderer Begriff auf: Alienation, Entfremdung.[20] Auch dieser Begriff ist gut zur Belebung der bisherigen Begrifflichkeiten. Sich selbst und anderen fremd werden ist ein anderer Ausdruck für Diskonnektion, die Verbindung verlieren. Es sind also mehrere Begriffe am Start des Wettlaufes zur Überholung des bisherigen: Schizophrenie.

Die Erarbeitung und Anwendung solcher Begriffe aus der Lebenswirklichkeit des erkrankten Menschen – die genannten Begriffe sind Vorschläge zur Verlebendigung, kein Endergebnis – kann in sich selbst einen heilenden Impuls tragen, wenn daraus für die Beteiligten ein Verständniszugang zum Krankheitsprozess entsteht.

Krankheit ereignet sich im gesellschaftlichen Kontext

Der zweite Gedanke Steiners in seinem Votum *Zur Psychiatrie* lautet: „Der Mensch ist viel mehr ein, auch im tieferen Sinne genommen, soziales Wesen, als man gewöhnlich meint. Und insbesondere lassen sich eigentlich psychische Erkrankungen in den seltensten Fällen bloß beurteilen nach, sagen wir, der Biografie des einzelnen, isolierten Individuums."[21]

Dieser Gedanke Steiners ist im heutigen psychiatrischen und psychotherapeutischen Verständnis von Krankheit über weite Strecken verwirklicht, viele einzelne Therapierichtungen beinhalten ihn, von der systemischen Familientherapie über Familienaufstellungen bis hin zum „biopsychosozialen Krankheitsmodell".

Zum Zeitpunkt von Steiners Votum, 1920, war die Psychiatrie noch sehr von der Zellularpathologie und der Konstitutions- und Vererbungslehre geprägt. Allerdings lebt dieses körperlich-biologische Krankheitsverständnis bis heute weiter in der Biomedizin und in der Hirnforschung, die das Gehirn und die Störungen seiner Funktion als Ausgangspunkt von psychischer Erkrankung betrachtet.[22] Organische Hirnfunktionen und ihre Störungen sind nach dieser Sichtweise Ort und Ursprung von Seele und Geist.

Eine andere Sichtweise ist, dass Seele und Geist in ihrer Wirksamkeit sich in einer veränderten Funktion des Organes Gehirn abbilden.[23]

Gleichzeitig verweist dieser Gedanke des Votums auf die politische Dimension der psychischen Symptome, die in Verbindung stehen mit dem Zustand der Gesellschaft und ihren „gängigen gesellschaftlichen Vorstellungen".[24] In den Krankheitssymptomen, so Steiner, drückt sich etwas gesellschaftlich

Vorhandenes aus und im Rückschluss geben sie Aufschluss über vorherrschende Ideologien. Wie ist das zu verstehen? Ich suche nach Beispielen: Ist eine Burn-out-Erkrankung bei einem einzelnen Menschen Ausdruck von in der Gesellschaft lebenden Vorstellungen über Arbeit, Verantwortung, Mitmenschlichkeit, Geld, Ansehen, Landwirtschaft, Tierhaltung, Schulsystem?

Imre Kertész (1929–2016), der wegen seiner jüdischen Abstammung mit vierzehn Jahren im Juli 1944 über Auschwitz in das Konzentrationslager Buchenwald und dann in dessen Außenlager bei Zeitz verschleppt wurde und der diese ihn zeitlebens prägende Zeit im Lager in dem 1973 vollendeten Buch *Roman eines Schicksallosen*, Nobelpreis für Literatur 2002, verarbeitet hat[25], hat das Wort „Ökonomischer Totalitarismus" für die Weltanschauung unserer westlichen Welt geprägt, ein sehr eindrücklicher und bezeichnender Begriff. Dieser ökonomische Totalitarismus steckt in unserem Denken, unserem Empfinden und unseren Taten mehr, als wir selbst es wahrhaben wollen. Er ist sehr verführerisch.

Ein anderes Beispiel ergibt sich aus dem Blick auf Patient*innen, die an Zuständen der inneren Leere und des Ausgebranntseins leiden. Drückt dieser Zustand nicht auch die Leere und Ausgehöhltheit der Gesellschaft in Bezug auf einen respektvollen und wertschätzenden Umgang mit Mensch und Natur aus? In dieser Sichtweise liegt ebenfalls eine Ganzheitlichkeit in der Betrachtung, die Ganzheitlichkeit von Mensch und Gesellschaft.

Dieser Gedanke ist nicht so sehr verbreitet und beliebt bei Wissenschaftlern, er hat „das Gschmäckle" des Politischen, nur wenige greifen ihn auf. Erfreulich anders das lesenswerte Buch von Joachim Bauer: *Arbeit – warum sie uns glücklich oder krank macht.*[26]

Für den Bereich von speziellen psychischen Erkrankungen, von Schizophrenie, bipolaren Erkrankungen oder Sucht äußert sich Steiner in seinem Votum ebenfalls direkt: „Selbst wenn diese Fälle bis zur äußersten Rebellion, der Tobsucht, des Schwachsinns usw. hingehen: man wird erst finden (müssen), was eigentlich diese psychischen Abirrungen vom normalen Leben im Ganzen der normalen Entwicklung bedeuten. Und in vieler Beziehung wird man finden, dass, wenn immer mehr und mehr gesundet unser Weltanschauungsleben, dann wird vieles von dem gesunden, was hineinleuchtet aus dem öffentlichen Irrtum in die krankhaften Verirrungen der psychisch Kranken".[27] Das heißt, dass man aus der psychischen Erkrankung eines einzelnen Menschen Fundamentales erkennen kann über den Zustand des bestehenden „Weltanschauungslebens" und dessen krankmachender Wirkung.

Es stellt sich hierbei allerdings die Frage, ob nicht jegliches Weltanschauungsleben krankmachende Anteile haben kann und ob es das erreichbare Ziel einer absolut gesunden Weltanschauung gibt. Steiner spricht – glücklicherweise! – hier nicht von einer absolut gesunden Weltanschauung, sondern von einem gesunden Weltanschauungsleben, also von dem, wie eine Weltanschauung gelebt wird. Das Gelebtwerden einer Weltanschauung kann, hierfür gibt es zahllose Beispiele im Bereich jeglicher Weltanschauung, gesund oder krank sein.

Krankheit als Wirkung von Kräften verstehen

Der dritte Gedanke in Steiners Votum bezieht sich auf die Frage nach der Entstehung von Erkrankung. Psychische Erkrankung, so Steiner, wird hervorgerufen durch einen „Kräftekomplex psychisch-organischer Natur", der denjenigen

Menschen schwächt und kränkt, der aufgrund seiner Konstitution dazu kein gesundes Gegengewicht bilden kann.[28] Dieser Krankheitskräftekomplex hat eine Wirksamkeit, die der eine Mensch ausgleichen kann, der andere nicht. Steiner verwendet hier den Begriff Konstitution:

„Also wir gehen zunächst von diesen zwei Menschen aus: der eine Mensch A hat den – psychiatrisch betrachtet – Anfall; der Mensch B hat einen Kräftekomplex in sich, psychisch organischer Natur, der vielleicht, wenn man ihn so für sich betrachten würde, dasjenige, was man bei dem Individuum A die Ursache seiner Erkrankung nennt, in viel stärkerem Maße zeigt. Das heißt, der B, der nun gar nicht psychisch erkrankt ist, der hat eigentlich diese Ursache der psychischen Erkrankung in sich in viel stärkerem Maße als der Mensch A, den man ins Sanatorium bringen musste.

Das ist etwas, was durchaus im Bereich der Wirklichkeit, nicht bloß der Möglichkeit liegt. Denn es beruht darauf, dass der Mensch A, abgesehen von dem Kräftekomplex, den man als die Ursache seiner psychischen Erkrankung bezeichnet, eine schwache Konstitution hat und diesen Kräftekomplex nicht erträgt. Der andere, B, der den Kräftekomplex auch in sich hat, vielleicht sogar stärker, hat, abgesehen von diesem Kräftekomplex, eine wesentlich stärkere Konstitution als der andere; dem schadet es nicht. Der B verträgt es, der A nicht. Der A hätte die Krankheit aber auch gar nicht bekommen, wenn er nicht durch den Einfluss des Menschen B, der neben ihm lebt, und der in diesem Falle außerordentlich beträchtlich sein kann, weil der B robuster ist als der A, wenn er nicht durch den Menschen B fortwährend psychisch beeinflusst wäre.“[29 30]

Der „Kräftekomplex psychisch-organischer Natur“, der denjenigen Menschen schwächt und kränkt, der aufgrund seiner Konstitution dazu kein gesundes Gegengewicht bilden kann, und eine Wirksamkeit, die der eine Mensch ausgleichen kann, der andere nicht: das ist ein Gedanke, der einen ganz anderen Blick auf das Wesen psychischer Erkrankung wirft. Er ermöglicht die Loslösung des Krankheitsgeschehens vom einzelnen Menschen als individueller Person: Nicht ein einzelner Mensch ist aus sich selbst heraus krank, sondern er ist in seelischer oder körperlicher Hinsicht Getroffener einer Erkrankung. Steiner wählt hier den Begriff Kräftekomplex. Das bedeutet, dass im Bereich seelischer Erkrankungen die Aussage: „Du bist krank!", du als Einzelne*r, nicht ganz zutrifft. Genauer müsste so formuliert werden: „Du bist betroffen von einem Geschehen, das zwar dich ergreift, aber genauso in deiner Familie, deinem Umkreis, der sozialen und politischen Geschichte deiner Umgebung zu finden ist. Andere deiner nahestehenden Menschen tragen die Krankheitskräfte auch in sich, können sie aber durch Gegenkräfte bewusst oder unbewusst ausgleichen und dadurch gesund bleiben. Auf einem Weg zur Heilung kannst du das auch schaffen."

Die Betroffenheit von zusammengehörigen Menschengruppen von „Kräftekomplexen psychisch organischer Natur", auch über verschiedene Generationen hinweg, ist in den Forschungen zur Transgenerationalität von traumatischen Ereignissen herausgearbeitet worden. Transgenerationalität bedeutet, dass traumatische Erfahrungen, die von Betroffenen nicht verarbeitet und integriert werden können, nicht nur für diese selbst eine lebenslange Belastung bleiben, sie zeigen sich auch in den Träumen, Phantasien, im Selbstbild, emotionalen Erleben und unbewussten Handeln ihrer Nachkommen. Sowohl bei psychischer Krankheit der Eltern, bei Erfahrungen von Misshandlung und Missbrauch wie auch bei Kriegs- oder Foltererfahrung treten transgenerationale Übertragungsphänomene in den nachfolgenden Generationen auf. Insbesondere bei Kindern und Enkeln von Überlebenden des Holocaust wurde dieser Zusammenhang intensiv erforscht, aber auch bei Kindern der Kriegsgeneration in Deutschland.[31]

Neben der transgenerationalen setzt auch die systemische Betrachtungsweise beim Gesamtzusammenhang einer Erkrankung an, beide betrachten das Auftreten seelischer Krankheit im jeweiligen Kontext, vertikal bei der Transgenerationaliät, horizontal bei der Systemischen Therapie.

Steiners „Kräftekomplex psychisch-organischer Natur", moderner ausgedrückt: „psychosomatisch", ist jedoch noch spezieller auf ein Krankheitsverständnis im seelischen Bereich bezogen, da dadurch nicht nur psychische, sondern auch somatische Faktoren einbezogen werden. Wenn es nicht zu kompliziert wäre, könnte man es „psychosomatisch und somatopsychisch" nennen. Dies ist Steiner ein großes Anliegen, im Votum drückt er es so aus: „ An solchen Beispielen können Sie ersehen, dass die geisteswissenschaftlichen Methoden in der Lage sind, den Weg aus dem inneren Seelenleben heraus in die Tatsachenwelt wirklich zu finden, eine Brücke zu schlagen zwischen dem sogenannten Psychischen und dem sogenannten Physischen."[32]

Interessant ist, dass in der aktuellen Forschung das Verständnis psychosomatischer Zusammenhänge durch die wissenschaftliche Erforschung epigenetischer Vorgänge neu erschlossen wird. Epigenetik untersucht die Änderungen der Genfunktion, die nicht auf Mutation beruhen und dennoch an Tochterzellen weitergegeben werden ohne Veränderung der DNA-Sequenz. Diese Änderungen der Genfunktion können sowohl in einer DNA-Methylierung als auch in einer Modifikation der Histone bestehen. Das ergibt ein neues Verständnis: somatisch heißt demnach nicht mehr genetisch festgelegt, sondern wandelbar durch verschiedene körperliche und seelische Faktoren.[33]

Zusammenfassend gibt es sicher verschiedene Möglichkeiten zur Betrachtung der Entstehung von Erkrankung. Folgende Geschichte aus einem Buchbeitrag von Thomas McKeen[34] macht dies deutlich:

> „Sechs Ärzte, fünf davon Vertreter verschiedener Sekten in der Medizin, stehen um einen Leichnam und sprechen über die Ursache seines Todes. ‚Ja', sagt der Repräsentant von Sekte 1, ‚an der Infektion durch den Cholerabazillus ist er gestorben.'
>
> ‚Nein', sagt der Vertreter von Sekte 2, ‚an seiner schwächlichen Konstitution, die nicht Widerstandskräfte genug besaß, um die Infektion zu überwinden, daran ist er gestorben. Hätte er über mehr Heilkräfte in sich verfügt, so lebte er noch.'
>
> ‚Oh nein', lächelt der Arzt von Sekte 3, ‚saht ihr denn nicht die Stellung der Gestirne am Himmel seines Mikrokosmos? Das war alles vorbestimmt! Da war zu lesen, dass der Verblichene, gerade weil die Konfiguration seiner Seele es bedingte, diesem Tod prädestiniert war.'
>
> ‚Ach was', spricht nun der Arzt von Sekte 4, ‚ein schwaches Ich war er! Feig war er! Ich hatte Gelegenheit zu beobachten, welche Furcht er vor der Cholera hatte. Furcht ist der Nährboden der Infektion! Da haben körperlich Schwächere als er die Cholera überwunden; aber die hatten auch, was er nicht hatte, nämlich Courage im Leib!'
>
> ‚Oh', sagte der Fünfte, ‚was redet ihr doch töricht! Wisst ihr nicht, dass alles Leiden von Gott als Flagellum[35] verordnet ist? Hätte Gott Überwindung der Krankheit ge-

wollt, so hätte er den rechten Arzt zur rechten Zeit gesandt. Krankheit ist Fegefeuer auf Erden; jener war irdischer Genesung noch nicht wert!‘

Der Sechste, Repräsentant des umfassenden paracelsischen Wissens, hat schweigend zugehört. Nun wenden sich die anderen an ihn und fragen: ‚Wer von uns hat recht?‘ Der sieht sie an und spricht: ‚Recht habt ihr alle. Aber ihr habt auch alle unrecht! Recht habt ihr in dem, was ihr bejaht und konstatiert. Unrecht in dem, was ihr verneint und missachtet an der Meinung der anderen.‘“

Soweit beispielhaft zu verschiedenen Verständnismöglichkeiten von Erkrankung.

Psychische Erkrankung in den Dimensionen Leib, Seele und Geist erfassen

Weiter plädiert Steiner in seinem Votum dafür, sich um eine „viel bessere Menschenerkenntnis“[36] zu bemühen, eine Menschenerkenntnis, die auf dem Spezifikum anthroposophischer Psychiatrie, anthroposophischer Menschenkunde allgemein beruht und die die Leiblichkeit, die Seele und den geistigen Ich-Bereich des Menschen immer als Einheit sieht. Zwar gibt es unterschiedliche Gesetzmäßigkeiten in den unterschiedlichen Bereichen, immer aber sind diese Bereiche in Verbindung und schaffen in ihrem Zusammenspiel ein Ganzes: den ganzen Menschen. Steiner: „Das heißt, man wird eine Brücke schlagen können zwischen dem Psychischen und dem Physischen im Menschen.“[37]

Wenn diese „lebendige Geisteswissenschaft“ im Bereich der Psychiatrie angewandt werde, so Steiner, wird dies die

Grundlagen der Psychiatrie umgestalten. Wie ist das zu verstehen?

Lebendig ist der Gegensatz zu fest und tot, lebendig ist gestaltend, wandlungsfähig, mehrdimensional. Das Wort Geisteswissenschaft kann zum besseren Verständnis in unsere aktuelle Sprachwelt übersetzt werden als „Spiritualitätswissenschaft". So kommen wir, zunächst sprachlich, von lebendiger Geisteswissenschaft zu gelebter Spiritualität. Spiritualität bedeutet, den Menschen als ein leiblich-seelisch-geistiges Wesen zu sehen, oder noch spezifischer: im Menschen sein geistiges Wesen. Dies ist in folgendem Zitat sprachlich so gefasst: „Wir sind nicht menschliche Wesen, die geistige Erfahrungen, sondern geistige Wesen, die menschliche Erfahrungen machen".[38]

Das Symptom weist auf den Heilungsweg

Ein weiterer Gedanke des Votums ist, dass die Anwendung dieser wissenschaftlichen Spiritualität „die Menschen aufschließen wird füreinander" dadurch, dass das Menschliche im Menschen wahrgenommen wird. Das werde dazu führen, dass pathologisch Erscheinendes, also Krankhaftes, in seinem Sinn erkannt wird als Schritt auf dem Weg zu Weiterentwicklung und Gesundheit. Steiner: „Und dann wird vor allen Dingen vieles von dem, wovon man heute vielleicht noch glaubt, dass es auf dem Gebiete der psychischen Pathologie liege, gerade dadurch hinübergetrieben werden in das Gebiet der psychischen Hygiene."[39]

Steiner schließt im Votum daran den Gedanken an, dass „sich gradlinige Strömungen von den Symptomenkomplexen des gestörten psychischen Lebens ziehen lassen zu den gerade heute im öffentlichen Leben vielfach Gang-und-Gäbe-Vorstellungen, die nun gar nicht als krankhaft gelten, sondern die eben allgemein angenommen sind." Das ist noch ein anderer Aspekt.

Für mich leuchtete aus Steiners Aussage indirekt ein anderer Gedanke auf: das Pathologische als Weg zum Gesunden verstehen. Natürlich muss man sich als Psychiater immer wieder reflektierend folgende Frage stellen angesichts der gedanklichen und emotionalen Irrtümer und Unangemessenheiten, die in seelischen Krankheitsvorgängen auftauchen: Was ist der Sinn vom Unsinn? Bekannt ist die Sichtweise, dass Krankheitssymptome ein frustraner Versuch des Körpers oder der Seele sind, mit Kränkendem umzugehen und Krankheitssymptome eine Funktion haben und erfüllen.

Der Gedanke allerdings, an Steiners Statement sich entzündend, in den Krankheitssymptomen liege ein Weg zur Gesundung verborgen, der von den Behandelnden erkannt werden will als Leitmaxime eines therapeutischen Prozesses, ist aufrüttelnd. Er erzeugt eine subtile Veränderung im Verhältnis von Therapeut*in und Klient*in und führt weg von „Ich weiß besser, was für dich gut ist und zeige dir, wie du von deinen Fehlern wegkommst" hin zu „Ich respektiere deine Art zu sein und arbeite mit dir zusammen heraus, welche Ansätze in deiner Krankheit und ihren Symptomen verborgen liegen, die dich zu mehr Gesundheit führen können". Die Beziehung zwischen den Beteiligten verändert sich hin zu einer gemeinsamen Betrachterposition auf die Symptomatik des Krankheitsgeschehens.

Steiners Votum ist hundert Jahre alt. Ist es noch aktuell, sind alle seine Forderungen – jedenfalls die, die berechtigt erscheinen – umgesetzt? Welches sind die Forderungen unserer Zeit an eine gute aktuelle oder zukünftige Psychiatrie und Psychotherapie? Was kann nach Rudolf Steiner mit seinem Maximum an Ganzheitlichkeit als Vision für eine zukünftige Psychiatrie und Psychotherapie kommen? Was gewinnen die Psychiatrie und Psychotherapie durch Anthroposophie?

Tatsächlich braucht es eine geraume Zeit, sich in die verdichteten Gedanken Steiners einzugewöhnen, bis es zu einem eigenen Erkennen der Zusammenhänge kommt, kommen kann, wenn die Steinerschen Gedankeninhalte Resonanz in eigenen Gedanken finden.

Die Bedeutung der Resonanz beschreibt die Schriftstellerin Marica Bodrožić sehr feinsinnig: „Man kann das Enigma (Rätsel, Mysterium, Phänomen, Geheimnis) zwar mit handfesten Wörtern betreten, aber das heißt nicht, dass wir es öffnen können. Wir können es zwar versuchen, aber kolonisieren lässt es sich auch dann nicht. Dennoch treibt die Imagination uns an unsere eigenen Denkgrenzen, da sie sich immer jeweils hinter einer neuen Mauer des Bewusstseins befindet. So lässt sich verstehen, weshalb der Mensch nur das sieht, was er in sich selbst erkannt und in sich selbst sehend erlebt hat. Das so Erfahrene legt sich in die Sprache ab, als Lichtsatz und Boden, von dem aus die Wörter belebt und neu entfacht werden."[40]

Nur wenn Resonanz im eigenen Denken und Erkennen entsteht, kann sich das ereignen, was Steiner in einem Gespräch nach dem *Heilpädagogischen Kurs* auf eine Frage hin als „anthroposophische Aufgabe" bezeichnete: eine Psychologie aus der Bewusstseinsseele heraus neu zu begründen, die aber „keine neue Theorie“ sein sollte, sondern „eine spirituelle Betätigung“.[41]

Anmerkungen

1 Steiner R., Fachwissenschaften und Anthroposophie (GA 73a). Rudolf Steiner Verlag, Dornach 2005; S. 73f. Hierin auch das *Votum zur Psychiatrie,* S. 80ff.
2 Steiner R., Geisteswissenschaft und Medizin (GA 312), Rudolf Steiner Verlag Dornach 1976.
3 Husemann F. / Priever W., Friedrich Husemann, eine Biografie, Verlag am Goetheanum Dornach 2008.
4 Vgl. a.a.O., S. 39.
5 Husemann F. / Priever W., Friedrich Husemann, eine Biografie, Verlag am Goetheanum Dornach 2008.
6 Vgl. a.a.O., S. 33.
7 Vgl. a.a.O., S. 48.
8 Vgl. a.a.O., S. 48.
9 Husemann F., Vorwort zur 2. Auflage, S. 10. In: Husemann F. / Wolff O., Das Bild des Menschen als Grundlage der Heilkunst, 9. Auflage als unveränderter Nachdruck der 2. Auflage, Verlag Freies Geistesleben, Stuttgart 1986, zuletzt 11. Auflage 2017.
10 Treichler R., in: Das Bild des Menschen als Grundlage der Heilkunst Bd.3, Verlag Freies Geistesleben, Stuttgart 1986, S. 390–501.
11 Husemann F., Hysterie und Neurasthenie (bearbeitet von Otto Wolff); in: Das Bild des Menschen …, vgl. a.a.O., Bd.2, S. 142–154.
12 Friedrich Husemann aus Einleitung zum Band 1, Das Bild des Menschen als Grundlage der Heilkunst, Vorrede zur 2. Auflage. S. 9.
13 Vgl. a.a.O., S. 25.
14 Aenigmatisches aus Kunst und Wissenschaft. Darin: 1. Walter Johannes Stein: Vorstellung, Begriff und Urteil in der Lehre Rudolf Steiners; 2. Ernst Blümel: Hauptprobleme der Mathematik in ihrer Beziehung zur Philosophie, Physik und Anthroposophie; 3. Hermann von Baravalle: Grundprobleme der Physik im Lichte anthroposophischer Erkenntnis; 4. Elisabeth Vrede: Die Berechtigung der Mathematik in der Astronomie und ihre Grenzen; 5. Eugen Kolisko: Hypothesenfreie Chemie im Sinne der Geisteswissenschaft; 6. Friedrich Husemann: Psy-

chiatrische Fragen vom Gesichtspunkt der Anthroposophie; 7. Paul Baumann: Musik und eurythmische Erziehungskunst, Verlag Der Kommende Tag, Stuttgart 1922.

15 Vgl. a.a.O., S.73.

16 Vgl. a.a.O., S.264.

17 Die Internationale statistische Klassifikation der Krankheiten und verwandter Gesundheitsprobleme, 10. Revision, German Modification (ICD-10-GM) ist die amtliche Klassifikation zur Verschlüsselung von Diagnosen in der ambulanten und stationären Versorgung in Deutschland.

18 Siehe hierzu meinen Beitrag: Reiner J., Können Sie mir bitte meine Diagnose sagen? In: Reiner J. (Hrsg), In der Nacht sind wir zwei Menschen, Arbeitseinblicke in die anthroposophische Psychotherapie, Freies Geistesleben Stuttgart 2012, S.475ff.
Eine Monographie über die Schizophrenie-Erkrankung aus anthroposophischer Sicht – Schizophrenie-Spektrum-Erkrankung, wie sie aktuell genannt wird – hat verfasst: Der schizophrene Prozess: Beiträge zu einer erweiterten Pathologie und Therapie, Verlag Freies Geistesleben Stuttgart 1981.

19 Simone Weil (1909–1943), Philosophin und Sozialrevolutionärin. Hier Bezug auf ihr Buch: L´Enracinement, Paris: 1949; dt. Die Einwurzelung, Kösel München 1956.

20 Gonther U., Der sich selbst und Anderen fremd werdende Mensch. In: Dörner K. Plog U. u.a. (Hrsg.) Irren ist menschlich. Lehrbuch der Psychiatrie und Psychotherapie. Köln: Psychiatrie Verlag; 24.Aufl. 2017, S. 235ff., insbes. S. 283

21 Vgl. a.a.O., S.265.

22 Siehe beispielsweise Gerhard Roth, Das Gehirn und seine Wirklichkeit: Kognitive Neurobiologie und ihre philosophischen Konsequenzen, Suhrkamp, Frankfurt 1996.

23 Ein Gegenentwurf zur „Hirnpathologie" findet sich bei Thomas Fuchs, Das Gehirn – ein Beziehungsorgan, Eine phänomenologisch-ökologische Konzeption, Kohlhammer, Stuttgart 2007.
Oder, von einem ganz anderen Ausgangspunkt: Rupert Sheldrake, Das schöpferische Universum, Die Theorie des morphogenetischen Feldes, Ullstein, Frankfurt/Berlin 1983, Neuauflage 2009.

24 Vgl. a.a.O. S.268.

25 Kertész I., Roman eines Schicksallosen, Rowohlt Taschenbuch, 6.Aufl., Reinbek 2002.

26 Bauer J., Arbeit – Warum sie uns glücklich oder krank macht, Blessing, München 2013.
27 Vgl. a.a.O., S. 269.
28 Vgl. a.a.O., S. 266.
29 Steiner R., Votum zur Psychiatrie, a.a.O., S. 266.
30 Im Zusammenhang mit der Covid19-Pandemie spricht Georg Soldner von „Disposition". Soldner G., Vorwort zum Rundbrief der Akademie Anthroposophische Medizin, April 2020, https://www.gaed.de/fileadmin/gaad/PDF/Akademie/Rundbriefe/AAM-Rundbrief-2020-April.pdf (zuletzt abgerufen am 26.06.2020).
31 Zum Beispiel Hilke Lorenz, Kriegskinder, List, München 2005; Ustorf, Anne-Ev, Wir Kinder der Kriegskinder: Die Generation im Schatten des Zweiten Weltkriegs, Herder, Freiburg 2008. Bode, Sabine, Kriegsenkel, Klett-Cotta, 11. Aufl., Stuttgart 2013.
32 Vgl. a.a.O., S. 265.
33 Bauer, Joachim, Das Gedächtnis des Körpers: Wie Beziehungen und Lebensstile unsere Gene steuern, Piper, 10. Aufl., München 2004. Spork, Peter, Der zweite Code, Epigenetik – oder wie wir unser Erbgut steuern können, Rowohlt, Reinbek, 2009.
34 Thomas McKeen, Das Anthroposophische Ärzteseminar an der Filderklinik, in: Glöckler M. / Schürholz J. / Walker M., Anthroposophische Medizin, Verlag Freies Geistesleben; Stuttgart 1993, S. 167ff. In diesem Artikel zitiert er aus: Elise Wolfram, Die okkulten Ursachen der Krankheit – Volumen Paramirum des Paracelsus, Leipzig 1921.
35 S. flagellum (lateinisch): die Geißel.
36 Vgl. a.a.O., S. 268: „Sehen Sie, dasjenige, was schließlich herauskommen muss aus einem […] Populärwerden der Geisteswissenschaft, das ist eine viel, viel bessere Menschenerkenntnis […]."
37 Vgl. a.a.O., S. 264.
38 Herkunft unbekannt.
39 Vgl. a.a.O., S. 268.
40 Marica *Bodrožić* (geb. 1973), Das Auge hinter dem Auge, Otto Müller Verlag, Salzburg 2015, S. 70.
41 Steiner R. zitiert nach Vierl K., Schicksalshilfe durch Heilpädagogik, Verlag am Goetheanum Dornach 1992. S. 63f.

Kapitel IX
Die Entdeckung des Unbewussten vor Freud und seine Bedeutung für die Anthroposophie

„Das menschliche Bewusstsein entwickelt im gegenwärtigen Weltstadium seiner Entwickelung drei Formen, das wachende, das träumende und das traumlos schlafende Bewusstsein."[1]

„Es ist das menschliche Leben ein viel reicheres als das, was uns davon bewusst wird."[2]

„Keiner der Begriffe, die in der modernen und der gegenwärtigen Psychologie im Schwange sind, hat sich der öffentlichen Meinung so stark eingeprägt, wie der Begriff des Unbewussten.[3]

Zu Bewusstheit und Bewusst-Sein

Die Bewusstheit des Menschen, mit dem Bewusst-Sein in den drei unterschiedlichen Stufen des Tageswachbewusstseins, des traumähnlichen Unterbewusstseins und des schlafähnlichen Unbewusstseins kann als die „Königsfähigkeit" der Seele bezeichnet werden. Der Mensch *hat* nicht Bewusstsein, sondern er *ist bewusst Seiender*, mit einem je unterschiedlichen wachen, träumenden, getrübten, empfindenden, erlebenden, fühlenden, denkenden, wollenden, rationalen oder irrationalen, tätigen oder schlafenden Bewusstsein.

Im Bewusst-Sein des Menschen kündigt sich in der Seele die Beziehung zum Geist an. Im Selbstbewusst-Sein zeigt der Geist in der Seele sich seiner selbst bewusst. „Die erste Wissenschaft, in der es der Geist mit sich selbst zu tun hat, ist die Psychologie. Der Geist steht sich betrachtend selbst gegenüber.“[4]

Neben diesen drei alltäglichen Bewusstseinsstufen können wir noch ungewöhnliche und pathologische Bewusstseinsstufen unterscheiden.

Die pathologischen Abweichungen des Wachbewusstseins (Störungen der Vigilanz):

- Benommenheit: nur leichte Beeinträchtigung der Bewusstseinswachheit und Klarheit
- Somnolenz: Schläfrigkeit, deutliche Beeinträchtigung der Wachheit
- Sopor: pathologischer Tiefschlafzustand, nur unvollständig weckbar; Ausdruck einer Hirnfunktionsstörung
- Koma: tiefe Bewusstlosigkeit, nicht weckbar

Die Stufen der Bewusstseinsklarheit (Bewusstseinshelligkeit, Luzidität):

- Praereflexives, diffus empfindendes, ahnungsvolles, sprachlich nicht mitteilbares Bewusstsein
- Bewusstes Wahrnehmen mit Aufmerksamkeit und Konzentration
- Reflektiertes Wahrnehmen und Erkennen und in Beziehung setzen, in Sinnzusammenhang sehen können

Bewusstseinsstörungen von Wachheit und Klarheit:

- Dämmerzustand: Einengung des Bewusstseinsfeldes mit ausschließlicher Ausrichtung auf ein inneres Erleben unter Ausschaltung oder Vermeidung einer Beachtung der Umwelt, oft mit illusionärer Verkennung
- Oneiroid (im Rahmen von schizophrenen und epileptischen Erkrankungen): Ein traumartiger, desorientierter, verworrener Zustand mit starker emotionaler Anteilnahme
- Verwirrtheit: Desorientierung, oft mit einer Verworrenheit des Denkens
- Delirium: Schwere Bewusstseinstrübung, Störung von Wachheit und Klarheit des Bewusstseins, mit einer gesteigerten psychomotorischen Aktivität; meist auch mit Desorientierung und Denkverworrenheit

Bewusstseinseinengungen:
Hier hat das Wachbewusstsein in Denken, Fühlen und Wollen eine starke Ausrichtung auf bestimmte innere Erlebnisinhalte und reagiert kaum oder deutlich vermindert auf Wahrnehmungen und Reize der Außenwelt. Entspricht auch dem epileptischen Dämmerzustand; außerdem auch zu finden bei Hirntraumata, pathologischem Rausch, Hirndurchblutungsstörungen, aber auch bei Schreck, Schock und Panik.

Bewusstseinserweiterungen:
Ein gesteigertes Gefühl oder Erleben von erweiterter Wahrnehmung, von hellerem und wacherem Bewusstsein, von reicherer Auffassung und einem neuen, erweiterten Horizont, mit ungewohnter Zentrierung auf Themen, die den Alltag übersteigen, mit der Qualität eines transzendenten Bewusstseins. Vorkommen in verschiedenen Zusammenhängen: so einerseits mit bemerkbarer Pathologie im Rahmen von schizophrenen Psychosen oder unter Einnahme von halluzinoge-

nen Drogen und Stimulantien; diese Zustände überkommen die betreffenden Personen, die dabei ihre Kontrolle weitgehend verloren haben. Anders ist es bei meditativen Übungen, die zu einem zielvoll angestrebten erweiterten Bewusstsein führen können bei voller Klarheit und Kontrolle sowohl des Wachbewusstseins wie auch des Verhaltens.

Im Rahmen von durch Meditation zu erlangenden erweiterten Bewusstseinsmöglichkeiten schildert Steiner vor allem drei Stufen eines *höheren Erkennens:* die imaginative, die inspirative und die intuitive Erkenntnis.

Das menschliche Bewusstsein ist offensichtlich ein großes Feld geistiger Wirksamkeit in der Seele, auf der Grundlage leiblicher Organbeschaffenheit.

Zum Unbewusstsein – historische Entwicklung

Das Unbewusste ergab sich psychologischem Forschen als ein Geheimnis des Wachbewusstseins.

Bei Carl Gustav Carus (1798–1869), Zeitgenosse und Freund Goethes, lesen wir in seinem großen Werk: *Psyche – zur Entwicklungsgeschichte der Seele* (1846) die bemerkenswerten Sätze gleich zu Beginn des Buches:

„Der Schlüssel zur Erkenntnis vom Wesen des bewussten Seelenlebens liegt in der Region des Unbewusstseins. Alle Schwierigkeit, ja alle scheinbare Unmöglichkeit eines wahren Verständnisses vom Geheimnis der Seele wird von hier aus deutlich. Wäre es eine absolute Unmöglichkeit, im Bewussten das Unbewusste zu finden, so müsste der Mensch verzweifeln, zum Erkennen seiner Seele, d. h. zur eigentlichen Selbsterkenntnis, zu gelangen. Ist diese Unmöglichkeit nur eine scheinbare, so ist es die erste Aufgabe einer Wissenschaft von der Seele, darzulegen, auf welche Weise der Geist des Menschen in diese Tiefen hinabzusteigen vermöge."[5]

Carus beschreibt die Psychologie als die Wissenschaft von der Entwicklung der Seele vom Unbewussten zum Bewussten.

Tatsächlich war Carus der erste, der den Begriff des Unbewussten in die Wissenschaft eingeführt hat – vor Eduard von Hartmann, Friedrich Nietzsche, Sigmund Freud und Carl Gustav Jung.

Das Wort *unbewusst* wurde in der deutschen Sprache allerdings erstmals von Goethe 1776 passenderweise in dem Gedicht *An den Mond* (erste Fassung) verwendet. Vorher gab es das Wort *unbewusst* im Deutschen noch nicht. Carus, der Goethe persönlich kennengelernt hatte, kannte mit Sicherheit die Gedichte von Goethe und hat vermutlich bei ihm dieses bisher unbekannte Wörtchen *unbewusst* gelesen und seine Bedeutung für die Seele des Menschen erkannt.

Goethe selbst hatte in seiner zweiten Fassung des Gedichts *unbewuss*t durch *nicht gewusst* ersetzt; offenbar weil *unbewuss*t von den Zeitgenossen noch nicht verstanden worden war.

An den Mond[6]

Füllest wieder 's liebe Thal
Still mit Nebelglanz
Lösest endlich auch einmal
Meine Seele ganz

...

Was den Menschen *unbewusst*
Oder wohl veracht
Durch das Labyrinth der Brust
Wandelt in der Nacht.

An den Mond (zweite Fassung – 12 Jahre später, 1789)

Füllest wieder Busch und Tal
Still mit Nebelglanz,
Lösest endlich auch einmal
Meine Seele ganz;
...
Was, von Menschen nicht gewusst
Oder nicht bedacht,
Durch das Labyrinth der Brust
Wandelt in der Nacht.

(Johann Wolfgang von Goethe 1749–1832)

Carus hat als erster erkannt, welche Bedeutung das Unbewusste für die menschliche Seele hat und er hat sich sehr eingehend mit diesem Phänomen beschäftigt. Damit wurde er – bisher nicht angemessen gewürdigt – zum Pionier einer *Psychologie des Unbewussten*, einer *Tiefenpsychologie* lange vor Freud.

Nach Carus und noch vor Freud, waren es die Philosophen Arthur Schopenhauer (1788–1860), Eduard von Hartmann (1842–1906) und Friedrich Nietzsche (1844–1900), die sich mit dem Unbewussten beschäftigten. Insbesondere von Nietzsche hatte Freud (1856–1939) sehr viel übernommen[7]. Außerdem wohl auch von dem zeitgenössischen Philosophen Franz Brentano in Wien. „Der einzige Philosoph, dessen Vorlesungen Freud besuchte, war Franz Brentano."[8] Auch Steiner hatte die berühmten Vorlesungen Brentanos in Wien besucht und ihm in seinem Buch *Von Seelenrätseln* 1917 einen kritisch-würdigenden Nachruf gewidmet.

Carus unterscheidet in seinem Werk drei Schichten des Unbewussten:

1. Das allgemeine absolute Unbewusste, das für unser Wachbewusstsein ganz unzugänglich ist, wie der Schlaf.
2. Das teilweise absolute Unbewusste, dem er die Prozesse der Bildung, des Wachstums, der Organtätigkeiten zuordnete. Dieser Teil des Unbewussten, der von den Organfunktionen ausgeht, übt einen mittelbaren, meist unbewussten Einfluss auf unser Gefühlsleben und auf unsere Stimmungen aus. Carus nennt die Organtätigkeiten der inneren Organe sogar „Bezirke der Seele"; jeder dieser Bezirke hat eine ihm eigene Gefühlstönung und Stimmung und prägt die allgemeine vitale Grundstimmung des Menschen. Carus vertrat hier sehr überzeugt eine psychosomatische Einheit. Dabei übersah er nicht, dass es auch eine Wirkung vom bewussten Seelenleben auf das (teilweise absolute) Unbewusste gibt, durch unsere Gedanken und Absichten. Daraus erklärte er, warum die Physiognomie eines Menschen seinen Charakter zeigen kann.
3. Das relative oder sekundäre Unbewusste, das die Gesamtheit aller unserer Gefühle, Stimmungen, Wahrnehmungen und Vorstellungen umfasst, die wir jemals hatten und die unbewusst, vergessen sind, aber wieder erinnert werden können.

Weiter schreibt Carus dem Unbewussten eine prometheische und eine epimetheische Qualität zu, das heißt, es sei der Zukunft und der Vergangenheit zugewandt, habe aber keine Ahnung von der Gegenwart. Das Unbewusste sei unermüdlich und brauche – im Unterschied zu unserem Wachbewusstsein – keine Erholungspausen, denn es ist auch im Schlaf und im Traum aktiv. Interessanterweise nennt er das Unbewusste *grundsätzlich gesund*, eine seiner Funktionen sei *„die Heilkraft der Natur"*. Die gesunde seelische Entwicklung des Menschen charakterisierte Carus im Sinne des Wachbewusstseins: „Die ganze Geschichte der gesunden psychischen Entwicklung des Menschen zeigt ein fortwährendes Wachstum der bewussten Region seines Seelenlebens und ein Zunehmen des Bestimmtwerdens des Unbewussten durch das Bewusste."[9] (Wir können darin durchaus den späteren Satz von Freud – „Wo ES war soll ICH werden" – erkennen, der sein Vorbild in Carus gehabt haben konnte, welcher jedoch von Freud nicht genannt wurde.)

Bereits 1799 hatte Friedrich Wilhelm Joseph Schelling (1775–1854) in seinem *Entwurf eines Systems der Naturphilosophie* den Begriff einer *unbewussten Produktion* dem einer *bewussten* entgegengesetzt.

Nach den „Vätern" von Wort und Wesen des Unbewussten im 18. und 19. Jahrhundert – Goethe, dem Dichter, Schelling, dem Philosophen, und Carus, dem Arzt und Naturphilosophen – wurde das Unbewusste erst mit Freud und Jung Thema der Psychiatrie zu Beginn des 20. Jahrhunderts.

Anlässlich der Feierlichkeiten zu seinem 70. Geburtstag 1926 hatte Freud selbst erklärt, dass „Dichter und Philosophen vor ihm das Unbewusste entdeckt haben – er habe nur die wissenschaftliche Methode aufgedeckt, nach der das Unbewusste untersucht werden kann."[10]

Das ist historisch richtig. Es bestätigt, was der Psychologe Wilhelm Wundt ausgesprochen hatte, dass die Dichter den Psychologen in ihren Erkenntnissen um hundert Jahre voraus seien.

Im Falle des Unbewussten waren es tatsächlich ziemlich genau hundert Jahre: 1797 tauchte, wie erwähnt, das Adjektiv „unbewusst" erstmals auf, in Goethes Gedicht *An den Mond*. Die Romantiker hatten sich das neue Wort schnell zu eigen gemacht und idealisiert. 1804 lesen wir in der *Vorschule der Ästhetik* von Jean Paul: „Das Mächtigste im Dichter … ist gerade das Unbewusste."

„Ernst Platner, der akademische Lehrer Jean Pauls, weist in seiner vielbeachteten *Neuen Anthropologie für Ärzte und Weltweis'* (1790) einen anderen Weg, der das Interesse seines Schülers für die Produktivität des Unbewussten weckt. Er geht von einem materiellen Mittler zwischen Körper und Seele aus, einem ‚geistigen Seelenorgan' oder ‚Ätherleib'. Wenn ihm auch Jean Paul so weit nicht folgen wird, so findet er doch mit seiner Formulierung vom ‚großen Reich des Unbewussten in der Seele selbst', eben jenem ‚inneren Afrika', eine Möglichkeit, dem neuen Gedanken mit einem eigenen ästhetischen Konzept zu begegnen. […]

Es ist nämlich das Unbewusste, ‚das Mächtigste im Dichter, welches seinen Werken die gute und böse Seele einbläst'. Es enthält ‚Göttliches', das dem Menschen fremd und dunkel ist. ‚Ein unauslöschliches Gefühl stellt in uns etwas Dunkles, was nicht unser Geschöpf, sondern unser Schöpfer ist', schreibt Jean Paul in der *Vorschule zur Ästhetik*. Dieses als ‚Schöpfer' benannte Prinzip enthält nicht nur unheimliche, sondern auch produktive Kräfte, ähnlich wie es auch Sigmund Freud später formulieren wird. Neben der antiken Götterwelt bemüht Jean Paul allerdings die heimischen Gestalten des Himmels, die Engel."[11]

Bei dieser Schilderung der schöpferischen Produktivität konnte er sich wieder auf Schelling beziehen.

Auf diese Weise lebte unter den Romantikern – Dichtern wie Philosophen – ein Begriff des Unbewussten als einer produktiven seelischen Kraft im Menschen.

Eduard von Hartmann hatte dann 1869 das Unbewusste durch sein Werk *Die Philosophie des Unbewussten* – damals ein Bestseller – populär gemacht. Rudolf Steiner nannte Eduard von Hartmann den „gescheitesten Menschen des letzten Drittels des 19. Jahrhunderts“[12] und widmete ihm 1892 seine erkenntnistheoretische Schrift *Wahrheit und Wissenschaft*.

Das Unbewusste, als eine menschliche Qualität der Seele, des Geistes, oder der physischen Konstitution, war – auch wenn ganz verschiedene Bedeutungen dieses Begriffes kursierten – in gebildeten Kreisen gegen Ende des 19. Jahrhunderts gut bekannt. Und es wurde viel literarisch und philosophisch darüber spekuliert. Thomas Mann nannte das Unbewusste das, „was gemeinhin nur aus der Tiefe heimlich das Leben bestimmt und formt.“[13] Das Unbewusste der Tiefenpsychologie war also keine Neuentdeckung, sondern die Einführung des Begriffs in die damalige Psychiatrie.

Zu den Bewusstseinsqualitäten in der Anthroposophischen Psychologie

In der anthroposophischen Anthropologie, Medizin und Psychologie spielt das Unbewusste (einschließlich des Unterbewussten) eine wichtige Rolle, ihm kommen große Aufgaben und verschiedene Bedeutungen zu.

Vergegenwärtigen wir uns die bereits erwähnte Dreigliederung des Seelenlebens einschließlich des Bewusstseinslebens, so erkennen wir bereits auf den ersten Blick, dass dem Wachbewusstsein nur ein kleinerer Teil zukommt, den beiden anderen Bewusstseinszuständen ein offensichtlich größerer.

Dreigliederung und leiblich-seelisch-geistige Entsprechung

Nerven-Sinnes-System – Denken – Wachbewusstsein
Rhythmisches System – Fühlen – Unterbewusstsein
Stoffwechsel-Bewegungs-System – Wollen – Unbewusstsein[14]

Quantitativ gesehen kann man grob gesprochen zunächst von einem Drittel unseres Seelenlebens ausgehen, das in Wachbewusstsein verläuft. Zwei Drittel sind dementsprechend un- oder unterbewusst.

Das Wachbewusstsein ist an das Gehirn gebunden[15]. Deshalb führen Erkrankungen oder Verletzungen des Gehirns zu Störungen des Wachbewusstseins. Das Gehirn bildet die physische Grundlage des Bewusstseins, es wirkt wie ein Spiegel, an dem sich Seelisch-Geistiges physisch spiegelt und dadurch zu Bewusstsein kommen kann. Überphysisch ist der Astralleib, also der Seelenleib Träger des Bewusstseins[16], der im Wachbewusstsein leibfrei (das heißt seelisch) tätig ist.

Alle leibgebundenen, leiborientierten Tätigkeiten der Leibes- oder Wesensglieder (Physischer Leib, Ätherleib, Astralleib, Ichleib) sind un- oder unterbewusst. Lediglich die leibfreien Tätigkeiten von Ätherleib, Astralleib und Ichleib (Ichorganisation) können wachbewusst erlebt werden, durch abbauende Tätigkeit[17] am physischen Leib. Jedes der drei überphysischen Leibesglieder hat eine doppelte Funktion: eine leibgebundene im physischen Leib – und eine leibfreie in der Seele. Die leibgebundenen Tätigkeiten dienen dem (unbewussten) physiologischen Leben, die leibfreien Tätigkeiten dienen dem psychologischen Leben. Dieses ist in sich, wie dargestellt, in die drei verschiedenen Bewusstseinsqualitäten differenziert.

So kann sich folgende differenzierte schematische Darstellung ergeben:

Zusammenfassung der physiologischen und psychologischen Tätigkeiten und der jeweiligen Bewusstseinsqualitäten

Leibesglieder	*Physiologisch*	*Seelisch*	*Bewusstsein*
		Sinneswahr- nehmung	teilweise wachbewusst/
Phys. Leib	Raumgestalt		teilweise unterbewusst
	Ruhe	Denken	überwiegend wachbewusst
Äther Leib	Aufbau, Wachstum		
	Rhythmus	Fühlen	überwiegend unterbewusst
Astral Leib	Abbau, Stoffwechsel, Bewegung, Gestik, Mimik, Lachen, Weinen		
	Wärme	Wollen	unbewusst
Ich	Willensbewegung		
	Individualität	Handlung/ Verhalten	teilweise wachbewusst/ teilweise unterbewusst

Innerhalb der Seele sind also die Bewusstseinsqualitäten unterschiedlich und zum Teil gemischt vorhanden. Aus dem Unterbewussten können Inhalte potenziell wachbewusst werden, sei es spontan, in Erinnerungen, in Träumen, in unüberlegten Handlungen, oder durch gezielte Maßnahmen wie in psychotherapeutischen Verfahren (zum Beispiel in der Traumdeutung, in der freien Assoziation).

In der anthroposophischen Psychologie kommt noch ein wichtiger Aspekt hinzu, der die Bedeutung des Unbewussten in ein neues Licht rückt – es ist die Umwandlungsarbeit des Ich an den drei Leibesgliedern (Physischer Leib, Lebensleib, Seelenleib) zu den drei Seelengliedern: Empfindungsseele als umgewandelter Seelenleib; Verstandesseele als umgewandelter Lebensleib; Bewusstseinsseele als Umwandlung der Kräfte des physischen Leibes. Diese für die Seele und ihre Entwicklung im Lebenslauf wesentlichen Metamorphoseschritte geschehen durch unbewusste Umwandlungsarbeit des Ich (lediglich der letzte Schritt erfordert auch ein bewusstes Mitarbeiten).

Erst die sich an die Entwicklung der Seelenglieder anschließende Entwicklung von geistigen Gliedern, dem Geistselbst, dem Lebensgeist und dem Geistesmenschen geschieht durch eine neue und diesmal bewusste Umwandlungsarbeit des Ich an den Leibesgliedern beziehungsweise den entsprechend bereits umgewandelten Seelengliedern.

Übersicht[18]: Wesensglieder – Seelentätigkeiten – Bewusstseinsqualitäten

Wesensglieder	**Willensleben**	**Gefühlsleben**	**Gedankenleben**
	überwiegend		
	unbewusst	**unterbewusst**	**wachbewusst**
physischer Leib	Instinkt	Affekt	
			Sinnes-wahrnehmung
Lebensleib	Trieb	Emotion	
			Vorstellung, Denken
Seelenleib	Begierde	Leidenschaft	
Ich – Umwandlungen:	*Bewusstseinsseele*	*Empfindungsseele*	*Verstandesseele*
Beginn der größeren Möglichkeit des Wachbewusstseins			
Ich	Motiv	Gefühl	Urteil / Begriff
Geist-Selbst	Wunsch	Mitgefühl	Typus
Lebens-Geist	Vorsatz	Verstehen	Idee
Geistes-Mensch	Entschluss	Verzeihen	Wesen

Der Versuch einer Zusammenschau der Bedeutung der verschiedenen Bewusstseinsqualitäten in der Seele zeigt, dass wir neben den drei Bewusstseinsqualitäten wach-, unter- und un-bewusst noch eine weitere Differenzierung haben: nämlich in ein leibliches Unter- beziehungweise Un- Bewusstes (in den physiologischen Funktionen, den eigentlichen Lebensprozessen, wie Atmung, Wärmung, Wachstum, Stoffwechsel, Bewegung, Regeneration) und in ein echtes seelisches Unter- und Un- bewusstes, das sich in Traum-, Gefühls- und Willensleben manifestiert. Darüber hinaus haben wir noch eine unbewusste Tätigkeit der Ich-Organisation im Leib sowie eine ebenfalls unbewusste Tätigkeit des geistigen Ich an der Umwandlung der Leibesglieder zu den Seelengliedern und daran anschließend noch eine bewusste Umwandlung der Seelenglieder durch das Ich zu den Geistesgliedern.

Die Bewusstseinsqualitäten sind in den verschiedenen Seinsebenen (Wesensglieder) jeweils in charakteristischen Betonungen unterschiedlich vertreten.

Tabelle: Seinsebenen und Bewusstseinsqualitäten

Ich –	unbewusst und unterbewusst im Leib; wachbewusst und Möglichkeit zu einem Überbewusstsein in der Seele
Seele –	unbewusst, unterbewusst und wachbewusst, gleichberechtigt nebeneinander, mit einer Tendenz zu mehr Wachbewusstsein – in den Seelenfähigkeiten und Seelentätigkeiten
Leben –	unbewusst und unterbewusst – in den physiologischen Lebensvorgängen
Leib –	ohne Bewusstsein – in der physischen Materie

Wir erkennen folgende dreifache *Differenzierung des Unbewusstseins* (einschließlich Unterbewusstsein) in der Anthroposophie:

- ein *leiblich-lebendiges Unbewusstsein* (einschließlich Unterbewusstsein);
- ein *seelisches Unbewusstsein* (einschließlich Unterbewusstsein) und
- ein *geistiges Unbewusstsein* im Ich (einschließlich Unterbewusstsein).

Wir *spüren in unserem belebten Leib* ein schwaches, traumähnliches Bewusstsein als *Leibbewusstsein oder Leibgefühl.*

Wir *erleben* unser *weltoffenes, erkenntnisinteressiertes Wachbewusstsein in der Seele,* ebenso ein *selbstbewusstes Wachbewusstsein* durch unser *Ich in der Seele.*

Wir können *im Ich ein geistiges waches Überbewusstsein entwickeln.*

Leib und Leben gemeinsam haben ein „Leibbewusstsein", ein „Leibgefühl", das variieren kann zwischen den Qualitäten von unbewusst, unterbewusst und mehr oder weniger wachbewusst; qualitativ meist eher diffus als Wohlgefühl – Unwohlgefühl, Frische – Müdigkeit, Aktivität – Schwäche, Vitalität – Erschöpfung.

Alle erlebbaren Bewusstseinsqualitäten, die also ein gewisses Maß an wachem Bewusstsein erreichen, werden in der Seele erlebt. „Denn dasjenige, was nicht astralisch erlebt ist, von dem weiß der gewöhnliche Mensch gar nichts; was nur ätherisch erlebt ist, das liegt so tief im Unterbewusstsein drunten, dass er nichts davon weiß."[19]

Auch das im Ich gebildete Selbstbewusstsein (Ichbewusstsein) wird in der Seele erlebt. Die Seele ist der „Ort", wo Bewusstsein entsteht und erlebt werden kann.

Auch die Gefühle von Gesundsein und Kranksein, von Lust und Unlust und insbesondere Schmerzen und Leiden werden in der Seele bewusst wahrgenommen und erlebt.

Erleben, also ein bewusstes Wahrnehmen in der Seele, entsteht aus einer Herablähmung von Lebensprozessen. Diese Verminderung von Lebensprozessen wird zu einer Steigerung auf der seelischen Ebene: aus Leben wird Erleben.

„Ein Wesen kann sich nur dessen bewusst werden, an dem

es mit eigenen ersterbenden Kräften teilnimmt, nicht mit wachsenden Kräften, die das Wesen selbst beleben."[20]

Abschließend lässt sich zusammenfassen: Alle unbewussten Tätigkeiten von Lebensleib, Seelenleib und Ich-Organisation sind die notwendige Grundlage für eine darauf aufbauende, dem Wachbewusstsein offene Seelen- und Geistestätigkeit. Die unbewussten und unterbewussten Seelentätigkeiten sind eine eigenständige Qualität und notwendig für ein gesundes Leibes- und Seelenleben. Die wachbewussten Seelentätigkeiten sind ebenfalls eine eigenständige Qualität und für eine bewusste Lebensführung und Lebensgestaltung in der Biografie notwendig.

Die unbewussten Umwandlungsarbeiten des Ich in der Seele ermöglichen die seelische Entwicklung im Lebenslauf und eine zunehmend bewusstere und verantwortlichere Lebensführung für den Menschen, entsprechend seiner ihm wesensgemäßen Freiheit. Diese unbewusste Umwandlungsarbeit des Ich in der Seele ist wiederum die Voraussetzung der weiteren geistigen Entwicklung des Menschen. Die unbewusste Tätigkeit des Ich dient der bewussten geistigen Entwicklung als notwendige Vorstufe. Diese ist das Ziel. Was das Ich noch unbewusst in der Seele an Tätigkeiten leistet, soll bewusst werden.

In der Seele selbst kommt dem Ich eine führende und ordnende Rolle[21] zu:

„Und wenn das Ich gesund wirkt, dann wird durcheinanderwirkend Denken, Fühlen und Wollen so gehalten, dass sie nicht ineinander purzeln, aber sich doch gegenseitig beeinflussen, indem sie aneinandergrenzen – das ist das wesentliche Geheimnis unseres Ich –, dass Denken, Fühlen, Wollen nebeneinandergehalten werden; so dass sie sich gegenseitig beeinflussen in der richtigen Weise, aber nicht das eine in das andere hineinpurzeln kann."[22]

Das Ich setzt die Seelenfähigkeiten in Tätigkeiten um; es ordnet die Seelenfähigkeiten, es aktiviert die Seelentätigkeiten; das Ich gibt die Motive und Ziele vor und reflektiert und beurteilt, wie die Fähigkeiten in den Tätigkeiten entsprechend den Zielen und Motiven verwirklicht worden sind. Das sollte vom Ich mit Wachbewusstsein geleistet werden. Auch wenn das nicht immer gelingt, denn auch im Ich in der Seele ist noch viel unbewusst, so sollte gerade hier, in den Ich-Tätigkeiten in der Seele, sich das Unbewusste zum Wachbewusstsein hin entwickeln.

Die durch ein gesteigertes Wachbewusstsein infolge meditativer Übungen erlangten Bewusstseinsqualitäten, im Sinne eines erweiterten Wachbewusstseins, entsprechen einem von Steiner auch „Überbewusstsein" genannten Bewusstsein in den Stufen von Imagination, Inspiration und Intuition. Dies ist ein individueller Weg, der als Möglichkeit in der Anthroposophie begründet und dargestellt ist.

Die Anthroposophie-basierte Psychotherapie, die im Sinne Steiners eine *Psychotherapie aus der Bewusstseinsseele* ist, sieht es als ihre psychotherapeutische Methode an, die therapeutische Arbeit an der inneren Haltung des*der Patient*in mit Wachbewusstsein und in Freiheit und Eigenverantwortung des Menschen zu ermöglichen und zu begleiten. Auch hier gilt es als therapeutisches Ziel, eine innere Seelenhaltung mit Wachbewusstsein zu reflektieren und in Angemessenheit mit der Welt und in Übereinstimmung mit dem Menschen selbst zu entwickeln und zu stärken.

„Es gehört zur rechten Entfaltung des Seelenlebens im Menschen, dass er sich innerhalb seines Wesens des Wirkens aus dem Geiste vollbewusst werde."[23]

Anmerkungen

1 Steiner R., Anthroposophische Leitsätze (GA 26), Rudolf Steiner Verlag Dornach 1972, S. 69.
2 Steiner R., Die Offenbarungen des Karma (GA 120), Rudolf Steiner Verlag Dornach 1975, Taschenbuchausgabe 1976, S. 70.
3 MacIntyre A. C., Das Unbewusste, eine Begriffsanalyse, Suhrkamp Verlag Frankfurt 1968, S. 28.
4 Steiner R., Grundlinien einer Erkenntnistheorie der goetheschen Weltanschauung (GA 2), Rudolf Steiner Verlag Dornach 2003, S. 119.
5 Carus, C. G., Psyche – zur Entwicklungsgeschichte der Seele, Verlag Flammer und Hoffmann Pforzheim 1846, S. 1.
6 Erste Fassung, wahrscheinlich 1777, also mit 28 Jahren geschrieben.
7 Ellenberger H. F., Die Entdeckung des Unbewussten, Verlag Hans Huber Bern Stuttgart Wien 1973, 2 Bde., Bd. 2, S. 754.
8 Ebd., S. 752.
9 Carus, C. G., Psyche – zur Entwicklungsgeschichte der Seele, Verlag Flammer und Hoffmann Pforzheim 1846, S. 195.
10 Zit. n.: Ellenberger H. F., Die Entdeckung des Unbewussten, Verlag Hans Huber Bern Stuttgart Wien 1973, 2 Bde., Bd. 2, S. 1143.
11 Gnam A., Noch gibt es keine Mode zu sterben; Todesszenen bei Jean Paul. Neue Zürcher Zeitung Nr. 98/2001 S. 54 (28./29.4.2001): https://www.andrea-gnam.de/fileadmin/a/docs/jeanpaul-nzz.pdf. (zuletzt abgerufen: 23.02.2020)
12 Steiner R., Die Rätsel der Philosophie (GA 18), Rudolf Steiner Verlag Dornach 1985, Bd. 2, S. 154ff.
13 Mann T., Freud und die Zukunft (Festrede von Thomas Mann zu Freuds achtzigstem Geburtstag am 8. Mai 1936 in Wien), zit. n.: Finck. J., Thomas Mann und die Psychoanalyse, Société d'Edition Les Belles Lettres Paris 1973, S. 224.
14 Steiner R., Von Seelenrätseln (GA 21), Rudolf Steiner Verlag Dornach 1983, S. 150–153.
15 Vgl. Steiner R., „... denn in diesem Leben braucht der Mensch, um bewusst zu werden, das physische Gehirn als Instrument." Vor dem Tore der Theosophie (GA 95), Rudolf Steiner Verlag Dornach 1978, S. 28.
16 Steiner R., Eine okkulte Physiologie (GA 128), Rudolf Steiner Verlag Dornach 1971, S. 139.
17 Vgl. Steiner R., Eine okkulte Physiologie (GA 128), Rudolf Steiner Verlag Dornach 1971. Ders.: Geisteswissenschaft und Medizin (GA 312), Rudolf Steiner Verlag Dornach1961, S. 137. Ders. mit Wegman I.,

Grundlegendes für eine Erweiterung der Heilkunst (GA 27), Rudolf Steiner Verlag Dornach 1977.

18 Vgl. hierzu: Steiner R., Allgemeine Menschenkunde (GA 293), Rudolf Steiner Verlag Dornach 1980, 4. Vortrag.

19 Steiner R., Geisteswissenschaftliche Gesichtspunkte zur Therapie (GA 313), Rudolf Steiner Verlag Dornach 1963, S. 54.

20 Steiner R., Anthroposophische Leitsätze (GA 26), Rudolf Steiner Verlag Dornach 1972, S. 202.

21 Steiner R., Über die Psychoanalyse, in: Individuelle Geistwesen und ihr Wirken in der Seele des Menschen (GA 178), Rudolf Steiner Verlag Dornach 1980, S. 149–169.

22 Ebd. S. 160.

23 Steiner R., Anthroposophische Leitsätze GA 26 Rudolf Steiner Verlag Dornach 1972 S. 23.

Kapitel X
Seeleneigenschaften als Resilienzfaktoren

Was ist „Seele"?

Es gibt tatsächlich noch immer neu zu erforschende Gebiete auf dieser Welt, eines davon ist das, was wir als „die Seele" oder „Psyche" bezeichnen. Natürlich hat die Frage nach der Existenz und dem Wesen der Seele über Jahrtausende und wahrscheinlich seit Anbeginn der Menschheit viele Fragende beschäftigt und es hat auch verschiedenste Antworten darauf gegeben.

Ein Überblick darüber findet sich im Kapitel *Über die Seele* von Markus Treichler im Buch *Anthroposophie-basierte Psychotherapie*[1] und in anderen Veröffentlichungen[2].

Auch heute im Jahre 2020 ist die Frage „Was ist Seele?", nicht definitiv zu beantworten. Es gibt die „Materialisten", welche die Seele als Auswirkung von leiblichen, also vornehmlich Gehirnprozessen verstehen und erforschen, es gibt die „Spiritualisten", die die Seele als Teil des Weltengeistes sehen.

Wenn „die Seele" nicht stofflich, also auch nicht räumlich ist, dann muss sie sich ja „anders" zeigen. Um hier zu einem Verständnis zu kommen, kann eine kühne Brücke gebildet werden von Goethes Gedicht *Gesang der Geister über den Wassern*[3], in dem er die Seele mit dem Wasser vergleicht, von da aus weiter über das Stichwort „Welle" bis in den Bereich des Welle-Teilchen-Dualismus des Lichtes mit den Gesetzmäßigkeiten elektromagnetischer Strahlung und Erkenntnissen der Quantenphysik.

Johann Wolfgang von Goethe verfasste auf seiner Schweizer Reise vom 09. bis 11. Oktober 1779 in Lauterbrunnen[4] das genannte Gedicht, den Wasserfall des Staubbaches vor sich sehend.

Es beginnt mit den Zeilen:

> Des Menschen Seele
> Gleicht dem Wasser:
> Vom Himmel kommt es,
> Zum Himmel steigt es,
> Und wieder nieder
> Zu Erde muss es,
> Ewig wechselnd.

Das Gedicht endet mit den Zeilen:

> Seele des Menschen,
> Wie gleichst Du dem Wasser!
> Schicksal des Menschen
> Wie gleichst Du dem Wind!

Zwischen dieser ersten und letzten Strophe stehen vier Strophen, die in verschiedener Weise das Spiel und die Auseinandersetzung des Wassers mit der Materie darstellen: mit der Felswand, mit Klippen, mit dem Flussbett und mit dem Meer.

Nicht beschrieben in diesem Gedicht ist die Kraft, die es macht, dass das Wasser, nachdem es von den höchsten Bergen seiner Eigenschaft des Fließens entsprechend unaufhaltsam bis zum tiefsten Meer fließt, wieder in die Höhe gehoben wird in einem Kreislauf von Niederstürzen und Aufwärtsstreben.

Es die Kraft der Sonne, der Wärme, die das Wasser verdunsten und aufsteigen lässt. Um wieder von unten nach oben zu kommen muss es ja auch von oben nach unten kommen und umgekehrt. Dieses Niederstürzen und Aufwärtsstreben ist eine der Besonderheiten, die der Wasserkreislauf auf der Erde darstellt, einzigartig und unvergleichlich in seinen Dimensionen.

Bei aller Faszination dieses Bildes müssen wir uns jedoch klar darüber sein, dass dies ein Bild ist, denn Seele ist nicht gleich Wasser, Seele ist nicht identisch mit Wasser, sondern kann nur bildhaft, um ihre Fähigkeiten zu veranschaulichen, mit Wasser verglichen werden. Seien wir uns bewusst: jeder Vergleich hinkt.

Schön ist, und dies darf ich als Brücke in die Neuzeit nehmen, denn wir wollen uns ja nicht mit Goethe und dessen Weltanschauung beschäftigten, sondern mit uns und der Seele im 21. Jahrhundert, schön ist, dass Goethe den Begriff „Welle" in seinem Gedicht erwähnt. Einerseits spricht er von „Wolkenwellen", auch explizit von „der „Welle". Dies gibt, zugegebenermaßen mit einer Portion assoziativen Denkens, die Verbindung zum „Welle-Teilchen-Dualismus"[5] und zur Quantenphysik. Sie hat durch die Untersuchung des Lichtes erforscht, dass Licht nicht nur Materie, also Stoff, also Teilchen ist, sondern auch Welle, also elektromagnetische Welle, also Nichtmaterie. Diesen Gedankensprung meinerseits von Wasser zu Welle und von Welle zu Licht erlaube ich mir deshalb, weil in Goethes Gedicht Wasser ein Gleichnis für die Seele ist. *Da Seele jedoch nicht-stofflich ist, also auch nicht wasser-stofflich, also ein Energiefeld, modern als elektromagnetisches Wellenfeld zu bezeichnen.*

Dieses „Bild" darf ich, wie vorher, etwas assoziativ weiter formen und daraus folgende Hypothese machen: Licht, also Geist, kann in zwei Arten erscheinen:

die eine ist die Welle, in der Quantenphysik die elektromagnetische Welle,

die andere die Materie, der Stoff.

Somit ergibt sich folgende Struktur: das Geisteslicht erscheint sowohl als Energiewelle als auch als Materie, je nach Blick des Bewusstseins des betrachtenden Subjektes.

Unter dieser Maßgabe „dürfen" Wissenschaftler*innen und Forscher*innen alles als Materie sehen, wenn sie zugestehen, dass dies die eine Sichtweise ist, und tolerieren und akzeptieren, dass es auch eine andere Sichtweise gibt, die „alles" als Energiefelder sieht.

Licht ist sowohl Welle als auch Teilchen, je nach Anschauung. Auf den Menschen übertragen: Geist erscheint sowohl als Welle in der Seele als auch als Materie im Leib. Gleichzeitig, je nachdem wie man darauf schaut. Ich freue mich auf die Zeit, bin mir aber nicht sicher, ob ich sie noch erleben werde, wo wir ganz selbstverständlich damit umgehen, dass keine Materie ohne Geist existiert und kein Geist ohne Materie.

Für mein Fachgebiet, die Seelenheilkunde, ist entsprechend zu ergänzen, dass der Geist des Menschen, sein Ich, sich immer über seelische Energiefelder im Leib verwirklicht, wie andererseits der Leib mit seinen Eigenschaften sich auch in die seelischen Energiefelder und deren Ausgestaltung erstreckt, die wiederum auf den Geist, das Ich des Menschen, einwirken.

Zurück zu Goethes Gedicht *Gesang der Geister über den Wassern.* Hier wird beschrieben, wie das Wasser sich an dem ihm entgegenstehenden Felsen formt und wie der Fels auch das Wasser in seinem Laufe formt.

Übersetzt in den psychosomatischen Kontext: Seelenenergiewellen formen den Leib, so wie der Leib auch Seelenenergiewellen formt, und beides ist Ausdruck „der Geister über den Wassern", also des Ich des Menschen. Allerdings kein neuer Gedanke, schon Thomas von Aquin (1225–1274) schrieb, gestützt auf Aristoteles *De Anima*, dass die Seele den Geist als Kraft besitzt: scientia forma animae, während die Seele wiederum die Form des Leibes ist: anima forma corporis.[6]

Resilienz als Eigenschaft der Seele

Anknüpfend an meine vorherigen Gedanken darf ich nun als Annahme voraussetzen, dass die „Seele" ein komplexes Gebilde von Energiefeldern ist, ein „System", das Einflüsse aufnimmt durch unsere Sinne. Diese „Sinneseinflüsse" werden beantwortet durch die der Seele eigenen Fähigkeiten, die als Bewusstsein, Wahrnehmung, Denken, Fühlen, Wollen, Handeln, Sprechen, Aufmerksamkeit, Konzentration, Gedächtnis, Sprache und Reflexion beschrieben sind[7]. Diese Fähigkeiten liegen im Energieflussfeld der Seele begründet.

Wie kommt es zu diesen Fähigkeiten und Eigenschaften? In der „Natur" gibt es etwas, das Forscher*innen als „Selbstorganisation" bezeichnen. Hierzu ein Zitat von Marc Henry, Professor an der Universität Straßburg, der sich als Chemiker hauptsächlich mit der Chemie komplexer Systeme beschäftigt, einem transdisziplinären Forschungsgebiet an der Schnittstelle von Biologie, Chemie, Physik, Mathematik und Theologie. Bei diesem Forschungsbereich geht es darum, wie sich Materie selbst organisiert, um Formen und Strukturen zu schaffen.

„Zunächst muss man feststellen, dass ein System nie von seiner Umgebung losgelöst ist. Es wird immer von einem Energiefluss durchzogen, also von messbarer Energie. Der Wirbel zum Beispiel ist eine typische Form der Selbstorganisation, der entsteht, wenn ein Energiefluss die Struktur eines Systems zu zerstören droht, um dies zu verhindern, kooperieren alle Teile dieses Systems gemäß einer universellen Form, die man ‚Wirbel' nennt. Der Wirbel entsteht, um diese Energie abzuleiten, damit die Teile des Systems unversehrt bleiben. Es ist nicht verwunderlich, dass Rudolf Steiner die Wirbelstrukturen liebte, denn sie sind ein Musterbeispiel von Selbstorganisation."[8]

Es lohnt sich, die Gedanken dieser Aussage tatsächlich langsam, langsam „auf der Zunge zergehen zu lassen", also deren Bedeutung zu erfassen und mit Zusatz einer kleinen Prise „assoziativen Denkens" mit diesen Gedanken zu spielen. Es entsteht dann folgender Gedankengang – allein durch Umstellung und leichte Ergänzung der in dem Zitat geäußerten Gedanken: Wenn ein Energiefluss die Struktur eines Systems zu zerstören droht – nehmen wir den Ausdruck „Struktur eines Systems" für die Komplexität der menschlichen Seele und übersetzen „zerstörender Energiefluss" in diesem Zusammenhang durch das Wort Trauma –, dann entsteht „eine Kooperation aller Teile dieses Systems gemäß einer universellen Form, die man Wirbel nennt. Der Wirbel entsteht, um diese Energie abzuleiten, damit die Teile des Systems unversehrt bleiben".[9]

Für meine Ausführungen möchte ich mich vereinfachend darauf begrenzen, dass ein Wirbel – nicht nur, aber auch – ein kreisförmiges Gebilde ist. Dieses Bild der kreisförmigen Struktur brauche ich, um wieder zu Goethe zu kommen, diesmal auf sein *Märchen von der grünen Schlange und der weißen Lilie*, das sich am Ende der *Unterhaltungen deutscher Ausgewanderten* findet.[10] Dieses Märchen beschäftigt mich seit Jahrzehnten in verschiedenster Form und es hat mich mit seinem geheimnisvollen Inhalt solange in den Bann gezogen, bis es mir eines Nachts gelang, darin eine Abfolge von Schritten zu erkennen, die dem Protagonisten des Märchens, dem „Jüngling", ich nehme „Jüngling" als Wort und übersetze es als „der sich entwickelnde Mensch", ermöglicht, von einem tiefen Trauma, das ihn „entseelt" hat, in nacheinander folgenden Heilungsschritten wieder zu sich selbst zu kommen und die Führung über sich und sein Leben wiederzugewinnen. Ich habe dies in meinem Buch *Sieben Schritte der Selbstwerdung – Inspirationen für die Psychotherapie* dargestellt.[11]

Der erste Schritt zur Heilung in Goethes Märchen, nachdem der „Jüngling" seelisch zusammenbricht, ist, dass „die grüne Schlange" kommt und einen Kreis um ihn bildet. Bei Goethe heißt das so: „Das Unglück war geschehen […] dagegen regte sich die Schlange desto emsiger; sie schien auf Rettung zu sinnen, und wirklich dienten ihre sonderbaren Bewegungen wenigstens die nächsten schrecklichen Folgen des Unglücks auf einige Zeit zu hindern. Sie zog mit ihrem geschmeidigen Körper einen weiten Kreis um den Leichnam, fasste das Ende ihres Schwanzes mit den Zähnen und blieb ruhig liegen".[12]

Ich habe diesen ersten Schritt der Heilung bezeichnet als: sich umfassen, oder umfasst werden – man kann ihn auch „behüten" nennen, oder, wenn wir die Forschungen zur

Selbstorganisation des Wassers hinzunehmen, als „einen Wirbel bilden". Wirbelbildung, so Marc Henry, ist ein Ausdruck der Selbstorganisation des Wassers. Übertragen auf unsere Seele können wir dies als eine in der Seele selbst liegende Fähigkeit bezeichnen, also eine Eigenschaft, etwas, das die Seele aus sich selbst heraus erschaffen kann.

In Goethes Märchen folgenden dann weitere Schritte, die ich als

- sich umfassen – umfassen – umfasst werden,
- sich wohltun – wohltun – sich wohltun lassen,
- sich erhellen – erhellen – erhellt werden,
- sich verbinden – verbinden – verbunden werden,
- sich bewegen – bewegen – bewegt werden,
- sich erkennen – erkennen – erkannt werden,
- sich lieben – lieben – geliebt werden,

bezeichnet habe.[13]

Diese von mir später dann sogenannten Seeleneigenschaften, weil sie nach meinem Verständnis aus der Seele selbst heraus entstehen oder als in ihr selbst liegende Prozesse verstanden werden, flossen auch in das Konzept der Anthroposophie-basierte Psychotherapie (AbP) ein. Dort haben Markus Treichler und ich beim Entwickeln des Konzeptes diesen Seeleneigenschaften eine etwas andere Bezeichnung gegeben und sie

- behüten, sorgen, hoffen, bewegen, wandeln, ausgleichen und lieben

genannt.

Bei diesem ersten Abgrenzungsschritt: „einen Kreis bilden, einen Wirbel erzeugen" als Grundform der Selbstorganisation von Wellenströmungen, korrespondierend mit dem ersten Schritt der Selbstwerdung nach Goethes Märchen, kann eine Verbindung zum psychotherapeutischen Ansatz des „sicheren Ortes" gezogen werden – der erste Schritt in der Behandlung eines traumatisierten Menschen.

Bei der Beschäftigung mit den von mir so genannten Schritten der Selbstwerdung stieß ich auf einen Artikel von Martin Straube, anthroposophischer Arzt, der sich seit 2017 intensiv in der Traumapädagogik engagiert und in Krisengebiete reist, um mit traumatisierten Kindern zu arbeiten.[14]

Der Artikel beginnt mit folgender Einleitung: „Wer eine Krise überwindet, den bezeichnet man als Stehaufmännchen. Welch falscher Vergleich: ein Mensch kommt gestärkt und mit neuen Erfahrungen aus der Krise. Im technischen Bereich wird alles schwächer durch Benutzung, anders im lebendigen Organismus. Hier wachsen die Kräfte, wenn sie gebraucht werden, das ist ein Hinweis darauf, dass es sich bei Resilienz, bei den Kräften, die wir entwickeln, um aus einer Krise herauszukommen, um Lebenskräfte handelt."

Straube stellt dann die sieben Begriffe dar, die sich in der Resilienzforschung[15] etabliert haben, benennt und beschreibt sie als

- Akzeptanz,
- Flexibilität,
- Verlassen der Opferrolle,
- Verantwortung übernehmen,
- Beziehung,
- Transformation,
- Spiritualität.

Rudolf Steiners Konzept der Sieben Lebensprozesse lautet: „Außer diesen sieben Prozessen gibt es keinen weiteren Lebensprozess mehr innerlich. In sieben Prozesse zerfällt das Leben. […] Wir haben 1. Atmung, 2. Wärmung, 3. Ernährung, 4. Absonderung, 5. Erhaltung, 6. Wachstum, 7. Reproduktion, aber so, dass sie doch zu allen Sinnen in einem Verhältnis stehen, dass das durch alle Sinne gewissermaßen strömt, dass das Bewegung ist.“ [16]

Straube stellt nun die genannten sieben Resilienzfaktoren in Korrespondenz dazu:

„Ob es die Vorgänge an der Zellmembran sind oder die Sinnesvorgänge, immer sind es diese sieben Lebensprozesse. Rudolf Steiner beschreibt sie für jeden lebendigen Organismus, der sowohl einer Außenwelt gegenübersteht als auch in seinem inneren spezifische Fähigkeiten entwickelt. […] Am Anfang steht die Atmung […], dann folgt die Erwärmung […] Dann Absonderung, […] Erhaltung, Wachstum und Reproduktion.“[17]

In Weiterführung dieses Gedankens ordnet Straube diese sieben Prozesse so, dass er die „Sonderung“ oder Absonderung ins Zentrum des Geschehens stellt.[18]

Diese Neuordnung schafft nun eine neue Denkmöglichkeit in Verbindung mit einem Gedanken des bereits erwähnten Forschers Marc Henry: „Die Dinge existieren nur, weil wir mit dem Universum in eine Wechselbeziehung treten, in dem wir Messungen vornehmen – oder in dem wir einfach existieren. Wenn man nicht beobachtend tätig wird, bleiben alle Möglichkeiten offen. Dann gibt es keinen Determinismus. Sobald man beobachtet, nimmt die Welt Form an. Dieser Blickwinkel erlaubt uns, die Entstehung komplexer Systeme auf eine andere Weise zu erklären. Diesen Gedanken zur Folge ist das Bewusstsein der Ursprung aller Dinge".[19]

Henry nimmt das Bewusstsein hinzu. Bewusstsein ist bei Martin Straube nicht explizit genannt. Das Zentrum von Straubes Ausführungen ist das „Sondern": „[D]as Sondern ist schließlich mit den inneren Fragen verwandt, mit denen man dem Aufgenommenen begegnet. Dies könnte man auch als Reflexion bezeichnen, eine der Bewusstseinsfähigkeit nachfolgende Seelenfähigkeit".[20]

Dies sind erkenntnistheoretische Details. Für unseren Gedankengang ist von Bedeutung, dass zu den Lebensprozessen Bewusstseinsprozesse hinzukommen und diese die Lebensprozesse als Metamorphosevorgang in seelische Prozesse wandeln.

Am Rande sei noch erwähnt, dass in der Pädagogik eine Verbindung hergestellt wird zwischen den genannten Lebensprozessen und den Lernprozessen[21].

1. Atmung – wahrnehmen, beobachten und bewusst aufnehmen
2. Erwärmung – sich verbinden, erwärmen, emotional nachspüren
3. Ernährung – verarbeiten, verdauen, bewegen
4. Absonderung – individualisieren
5. Erhaltung – erhalten, erinnern und üben
6. Wachstum – pflegen und verwandeln
7. Reproduktion – kreative Ideen bilden, Neues erschaffen[22]

Diese Gedanken weiterdenkend lässt sich eine Verbindung der Steinerschen Lebensprozesse unter Hinzunahme des Bewusstseins zu den Resilienzfaktoren bilden.

- Sich absondern, sich selbst sein .... Verantwortung übernehmen
- Atmung, Aufnahme .... Akzeptanz
- Angleichen .... Flexibilität
- Zerstören der bisherigen Vorstellungen .... Opferrolle verlassen
- Erhaltung .... Zugehörigkeit
- Wachstum .... Transformationsbereitschaft
- Reproduktion .... Transzendenz

Meine Frage war dann, wie sich die von mir aus Goethes Märchen herausgelesenen sieben Entwicklungsschritte der Selbstwerdung in Korrespondenz mit den sieben Resilienzkräften bringen lassen. Diese *Sieben Schritte der Selbstwerdung*[23] wurden im Konzept der Anthroposophie-basierten Psychotherapie als „Seeleneigenschaften" benannt und beschrieben (vgl. Schema S. 227). In der therapeutischen Arbeit mit diesen Seeleneigenschaften lassen sich sehr effektiv eine Standortbestimmung der inneren Entwicklung der Patient*innen durchführen und die Richtung der Weiterentwicklung erkennen und im therapeutischen Prozess gehen.

Exemplarisch sei die Entwicklung der Seeleneigenschaften und ihre Stärkung durch Krisen im Folgenden an der Polarität „Liebende*r werden oder Hassende*r bleiben“ beschrieben.

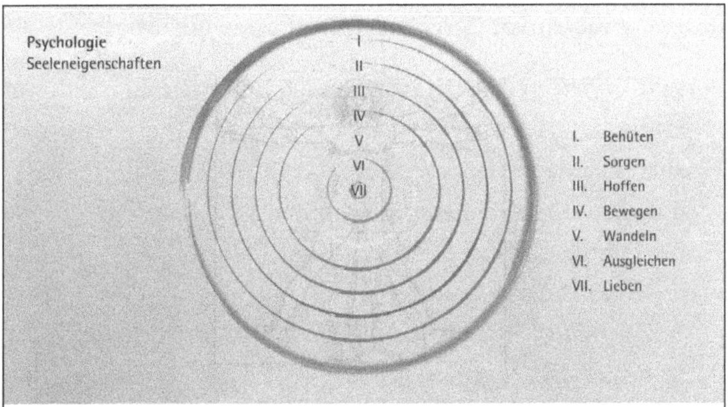

I	sich behüten – behüten – behütet werden
II	sich sorgen – sorgen – umsorgt werden
III	sich erhoffen – Hoffnung geben – erhofft werden
IV	sich bewegen – bewegen – bewegt werden
V	sich wandeln – wandeln – verwandelt werden
VI	sich ausgleichen – ausgleichen – ausgeglichen werden
VII	sich lieben – lieben – geliebt werden

Anthroposophie-basierte Psychotherapie:
Die sieben Seeleneigenschaften

Lieben – Hassen

In einer zwischenmenschlichen Situation ist ein Weg denkbar und möglich, so wie ihn Goethe in seinem Märchen beschreibt, bei dem der sich entwickelnde Mensch aus einer völligen Niederlage heraus wieder zu sich selbst kommt, indem er die Stufen durchmacht, die bestehen in:

- sich individualisieren und zu sich kommen, „Finden des sicheren Ortes“,
- ausreichende Selbstsorge,
- die Zukunftsorientierung,
- die Fähigkeit, neue Schritte zu tun,
- die Kraft der Verwandlung,
- die Fähigkeit, in eine Ausgeglichenheit der Seelenbereiche zu kommen,
- die Kraft, Liebender zu werden und damit eine höhere Stufe der inneren Freiheit zu erreichen.

Es ist aber auch aus Krisen ein andere Weg möglich – und wenn wir uns selbst beobachten, wissen wir, dass dieser Weg manchmal auch der ist, den wir begehen:

- statt zu lieben: zu hassen,
- statt auszugleichen: einseitig zu werden,
- statt uns zu verwandeln: starr bleiben,
- statt uns zu bewegen: zu verharren,
- statt zu hoffen: düster und pessimistisch zu sein,
- statt für uns zu sorgen: uns zu vernachlässigen oder zu schädigen,
- statt besonnen zu sein: nicht gut auf uns zu achten,
- statt uns aus Konflikten herauslösen: darin zu verharren und gefangen zu bleiben.

Das ist das Gegenbild zum Entwicklungs- und Befreiungsprozess, es ist der Stillstands- und Gefangenheitsprozess.

Heilungsvorgänge

Sicher ist, dass Heilungsvorgänge sich im Lebendigen abspielen. Totes kann nicht heilen, sondern zerfällt. So grenzt es einerseits an ein „Wunder“, dass der Hautdefekt, den mir der Dermatologe beim Herausstanzen eines auffälligen Pigmentfleckes an meiner Wade setzt und dann mit Nähten verschließt, nach gegebener Zeit und Entfernung der Nähte als kleine Narbe bleibt und die Haut nicht auseinander weicht, auch wenn die Fäden, die sie ursprünglich zusammenhielten, entfernt wurden. Diese „Heilungsvorgänge im Leiblichen“ sind die Grundlage jeder ärztlichen Tätigkeit, sei es der Tätigkeit von Chirurg*innen mit dem Skalpell, sei es die Tätigkeit von Internist*innen mit dem Medikament, sei es die Tätigkeit von Radiolog*innen mit der Bestrahlung.

„Medicus curat, natura sanat“: Der Arzt kuriert, die Natur heilt – wusste schon Hippokrates.[24]

Und das gilt nicht nur für den Körper, sondern auch für die Seele, nicht nur für die Ärzt*innen, auch für die Psychotherapeut*innen! Auch die Seele kann heilen, auch sie hat Selbstheilungskräfte. Wir müssen allerdings, um vom Leben und den Lebensvorgängen zum Erleben und den Erlebens- oder Seelenvorgängen zu kommen, das Element des Bewusstseins hinzunehmen, Bewusstsein in seinen drei Stufen des Wach-, Schlaf- und Traumbewusstseins, oder nach einer anderen Einteilung: Wachbewusstsein, Überbewusstsein, Unterbewusstsein oder Unbewusstsein.

Diese Wandlung von Lebensprozessen in Bewusstseinsprozesse, diese Metamorphose „hebt"[25] die leiblichen Vorgänge in den seelischen Bereich.

Ist dieser Metamorphoseschritt vollzogen, lassen sich diese Erkenntnis- oder Bewusstseinsprozesse erstaunlich gut in Einklang bringen mit den Gesundungs- oder Widerstandskräften, auch Resilienz, genannt, die aus empirischen Forschungen entstanden sind – sowie mit den sieben Schritten der Selbstwerdung, die ich aus Goethes Märchen herausarbeiten konnte und die dann als „Seeleneigenschaften" in das Konzept Anthroposophie-basierte Psychotherapie aufgenommen wurden. Diese Entsprechung der verschiedenen Bereiche ist in nachfolgender Tabelle dargestellt. Hierzu muss ich ergänzen, dass es sich nicht um Gleichheit der einzelnen Spalten handelt, sondern um eine Vergleichbarkeit, um eine Weiterentwicklung, um eine Metamorphose.

Synopsis
Lebensprozesse – Resilienz – Resilienzsäulen – Resilienzfaktoren – Salutogenese – Seeleneigenschaften[26]

Lebensprozesse	Resilienz	Resilienz Säulen (APA)	Salutogenese	Seeleneigenschaften
Sondern	Verantwortung übernehmen	Verantwortung übernehmen (5)	Sich als eigenständig und individuell erleben	Behüten
Angleichen	Flexibilität	Optimismus (2, 9)	Gesundheit als attraktives Ziel	Hoffen
Zerstören	Opferrolle verlassen	Opferrolle verlassen (6, 8, 7)	Sich auf seine Ressourcen ausrichten	Bewegen
Atmung	Akzeptanz	Akzeptanz (3)	Kontextbezug, Selbstheilungsvermögen	Ausgleichen
Erhaltung	Zugehörigkeit	Netzwerkorientierung (1, 10)	Verbundenheit, Kohärenz	Sorgen
Wachstum	Transformationsbereitschaft	Lösungsorientierung (4)	Entwicklung und Evolution sehen	Wandeln
Reproduktion	Transzendenz	Zukunftsplanung (4, 5)	Mehrere Möglichkeiten – Sowohl-als-auch	Lieben

Diese Korrespondenz zeigt, dass – von verschiedenen Ausgangspunkten ausgehend – der Weg zur Erkenntnis von Grundstrukturen auf verschiedene Weise gegangen werden kann.

Dies erinnert, und nun komme ich zum dritten Mal auf Goethe, an den Beginn der Freundschaft zwischen Goethe und Schiller, der sich dadurch ereignete, dass sich beide in der Verschiedenheit ihrer Wege und Denkweisen erkannten und sich dadurch jeweils durch den anderen befruchten ließen.

So ist zu wünschen, dass auch in Forschung und Wissenschaft das „Sowohl-als-auch" gelten darf. Nicht nur die empirische Forschung und ein quantitatives Studiendesign dürfen den alleinigen Wahrheitsgehalt für sich beanspruchen, auch eine künstlerische Erkenntnis von Grundvorgängen, wie sie sich in den Meistern des Denkens, der Sprache und der Selbstreflexion – wie etwa Goethe oder andere Schriftsteller es sind – darstellen, können Wahrheiten zeigen.

Um ein anderes Bild zu nehmen: der Berggipfel der Erkenntnis kann über verschiedene Routen bestiegen werden. Am Gipfel angekommen möge vereinend bei Teilnehmer*innen aller Seilschaften die Freude darüber in gleicher Weise entstehen.

Literatur zur Synopsis

Lebensprozesse

Steiner R., Das Rätsel des Menschen, Die geistigen Hintergründe der menschlichen Geschichte (GA 170), 7. Vortrag, 12. August 1916, Dornach 1978, S. 105ff.

Lern- oder Erkenntnisprozesse

Straube M., Resilienz – Aus der Krise Kraft gewinnen; in: Das Goetheanum 45/2018, S. 6–9.

Resilienz

Rost C., Ressourcenarbeit mit EMDR, junfermann Verlag Paderborn 2008, S. 16ff.

Schleuning G., Menzel S., Brieger P., Der für sich und andere ausweglose

Mensch (Krisen und Krisenintervention), in: Dörner K. (Hrsg.), Irren ist menschlich, Psychiatrie Verlag Köln 24. Aufl. 2017, S. 500.
Fröhlich-Gildhoff K., Rönnau-Böse M., Resilienz, UTB Stuttgart 2014, S. 40ff.

Resilienzsäulen

Reivich K. / Shatté A., The resilence factor, Broadway Books New York 2002.

Resilienzfaktoren

American Psychological Association (APA) (Ed.) (o. J.): The Road to Resilience, www.apahelp center.org/dl/the_road_to_resilience.pdf (13.11.2009)

Einteilung von Resilienzfaktoren

1. Netzwerke bilden und gegenseitige Unterstützung fördern
2. Krisen nicht als unüberwindbare Probleme einstufen
3. Veränderung als Teil des Lebens akzeptieren
4. Zielstrebig eigene (realistische) Ziele verfolgen
5. Proaktiv sein und klare Entscheidungen treffen
6. Möglichkeiten zur Selbstreflexion nutzen
7. Die positive Selbstwahrnehmung fördern
8. Probleme richtig einordnen
9. Optimistisch bleiben
10. Auf sich achtgeben

Salutogenese:

Antonovsky A. / Franke A., Salutogenese, Zur Entmystifizierung der Gesundheit, Dgvt-Verlag Tübingen 1997.

Salutogenese versus Pathogenese

1. Stimmigkeit – Kohärenz versus Problem – Unstimmigkeit
2. Attraktive Gesundheitsziele versus Vermeidungsziele
3. Ressourcen versus Defizite
4. Subjekt und Subjektives versus Norm
5. Systemische Selbstregulation – Kontextbezug versus Isolierende Analyse–Ursache im Kleinen
6. Entwicklung und Evolution versus Zustand / Entropie
7. Mehrere Möglichkeiten – Sowohl-als-auch versus: Eine Möglichkeit – Entweder-oder

Seeleneigenschaften

Reiner J., Sieben Schritte der Selbstwerdung, Freies Geistesleben, Stuttgart 2019.

Treichler M. / Reiner J., Anthroposophie-basierte Psychotherapie, salumed-Verlag Berlin 2019.

Anmerkungen

1 Treichler M. / Reiner J., Anthropsoophie-basierte Psychotherapie, salumed-Verlag Berlin 2019, S. 14ff.

2 Fintelmann V. / Treichler M., Seele & Leib, Info3 Verlag Frankfurt 2019, S. 15ff, Klünker WU, Wissenschaft des Ich, in: Klünker WU / Reiner J. / Tolksdorf M. / Wiese R., Psychologie des Ich, Verlag Freies Geistesleben Stuttgart 2016, S. 138ff.

3 Goethe J.W.v., Werke Hamburger Ausgabe, Band 1, Gedichte und Epen, dtv, München 1966, S. 143.

4 Lauterbrunnen, Kanton Bern, ist eine Gemeinde in den Schweizer Alpen. Diese liegt im Lauterbrunnental mit seinen steilen Felsen und dem 300 Meter hohen Staubbachfall.

5 Der Welle-Teilchen-Dualismus ist eine Erkenntnis der Quantenphysik, wonach den Objekten der Quantenphysik gleichermaßen die Eigenschaften von klassischen Wellen wie die von klassischen Teilchen zugeschrieben werden müssen.

6 Siehe hierzu auch: Klünker WU, Existenz nach dem Tod und Individualität – Thomas von Aquin, in: Klünker WU. / Reiner J. / Tolksdorf M. / Wiese R., Psychologie des Ich, Verlag Freies Geistesleben, Stuttgart 2016, S. 147ff.

7 Vgl. hierzu: Treichler M. / Reiner J., Anthroposophie-basierte Psychotherapie, Salumed Verlag Berlin 2019, S. 33–40.

8 Marc Henry im Gespräch: Gedächtnis des Kosmos, Gedächtnis des Wassers. In: Das Goetheanum 11/2020, S. 6ff.

9 Ein Strudel ist ein Wirbel oder eine Stelle, an der sich das Wasser oder eine andere Flüssigkeit in einer kreis- oder spiralförmigen Bewegung nach unten bewegt, wobei sich in der Mitte eine trichterförmige Vertiefung bilden kann.
Siehe hierzu auch die faszinierende Erzählung von Edgar Allen Poe *A Descent into the Maelstrom*, dt.: *Abstieg in den Maelström*, erschienen 1841.

10 Goethe JWv., Das Märchen von der grünen Schlange und der schönen Lilie, herausgegeben von Jean Claude Lin, Verlag Freies Geistesleben, Stuttgart, 13. Auflage 2011

11 Reiner J., Sieben Schritte der Selbstwerdung – Inspirationen für die Psychotherapie, Verlag Freies Geistesleben Stuttgart 2019.

12 Goethe JWv., Das Märchen von der grünen Schlange und der schönen Lilie, a.a.O., S. 42ff.

13 Die Ergänzung der reflexiven und der passiven durch die aktive Tätigkeitsform verdanke ich einem Gespräch mit Bernadette Duncan und ihrem sehr feinen Sprachgefühl. Von ihr erscheint die Haiku-Sammlung *zum graureiher verdichtet*, Books on Demand 2020.

14 Straube M., Resilienz – aus der Krise Kraft gewinnen, Das Goetheanum 45/2018, S. 9ff.

15 Vgl. a.a.O., S. 10.

16 Rudolf Steiner, Das Rätsel des Menschen, Die geistigen Hintergründe der menschlichen Geschichte (), 7. Vortrag, Dornach, 12. August 1916, Rudolf Steiner Verlag Dornach 1978, S. 105ff.

17 Straube M., a.a.O.

18 Straube M., a.a.O., S. 20.

19 Marc Henry in: Das Goetheanum 11/2020, S. 7.

20 Vgl. a.a.O.

21 Röh CP / Thomas R. (Hg.), Unterricht gestalten im 1. bis 8. Schuljahr der Waldorf-/Rudolf Steiner-Schulen. Verlag am Goetheanum 5. Aufl., Dornach 2019, S. 384f.

22 Rawson M. / University of Plymouth, Sieben Lernprozesse, Ein Beitrag zur Waldorf-Lerntheorie (Teil 1), ResearchGate GmbH (Download 24.04.2020).

23 Siehe das gleichnamige Buch von Reiner J., a.a.O.

24 Husemann F. / Wolff O., Das Bild des Menschen als Grundlage der Heilkunst, Bd.1, vgl. a.a.O., Einleitung S. 14.

25 „Aufheben“ im Hegelschen dreifachen Sinn: bewahren, auflösen, erheben.

26 Literatur dazu im Anhang am Ende des Kapitels.

Kapitel 11

Psychotherapie aus der Bewusstseinsseele – Eine Psychotherapie der inneren Haltung

Die Bewusstseinsseele ist eine Entwicklungsstufe der Seele, die unter verschiedenen Aspekten gesehen werden kann. Unter einem historischen Aspekt betrachtet, leben wir demnach heute – beginnend mit der sogenannten Neuzeit, – in der Kulturepoche der Bewusstseinsseele. Es ist eine allgemein menschheitliche Gegebenheit, dass die Bewusstseinsseele seit der Renaissance und noch weit über das 20. und 21. Jahrhundert hinaus von den Menschen entwickelt werden kann. Weiterhin gibt es den individuellen psychologisch- biografischen Aspekt: das bedeutet, dass die Bewusstseinsseele im Laufe des Lebens jedes Menschen von ihm individuell entwickelt werden kann. Sie folgt in der biografischen Seelenentwicklung den beiden Vorstufen der Empfindungsseele und der Verstandes- oder Gemütsseele[1]. Der dritte Aspekt ist ein qualitativer: er beachtet die besonderen Qualitäten, die sich mit den drei unterschiedlichen Seelenentwicklungsstufen individuell ausbilden können. Mit der Bewusstseinsseele werden ganz besondere seelische Qualitäten entwickelt, die vor allem unter unserem Gesichtspunkt einer „Psychotherapie aus der Bewusstseinsseele" eine besondere Beachtung verdienen.

In der anthroposophischen Psychologie und Biografik wird die Entwicklung der Seele im Lebenslauf in Stufen und Lebensphasen beschrieben. Für die seelische Entwicklung im Erwachsenenalter werden, auf Steiner zurückgehend, die seelischen Entwicklungsstufen auch als „Seelenglieder" charakterisiert.

Die Entwicklung der Seelenglieder im Lebenslauf

Mit dem Begriff der *Seelenglieder* sind in der anthroposophischen Menschenkunde, Psychologie und Medizin die spezifischen seelischen Entwicklungsstufen gemeint, die sich im Laufe der Biografie in den entsprechenden Lebensphasen durch zunächst unbewusste Metamorphoseschritte entwickeln.

Mit diesen Seelengliedern treten neue Fähigkeiten und Qualitäten in der individuellen Seele auf.

Bei dieser seelischen Entwicklung ist das Prinzip der *Metamorphose* wirksam: es findet eine *Umwandlung* statt, ein *Gestaltwandel,* bei dem die ursprüngliche Erscheinungsform sich teilweise oder vollkommen verändern kann, aber das *Wesen* erhalten bleib und sich entsprechend auch wieder in einer *rückschreitenden Metamorphose*[2], die wir dann *Regression* nennen, zurückverwandeln kann in seine frühere, ursprüngliche Erscheinungsform (diese Variante der Metamorphose nannte bereits Goethe pathologisch). Das Prinzip der Metamorphose ist aus anderen Wissenschaften bekannt (Botanik, Geologie, Anatomie, Morphologie, der Schneeforschung und der Kunst). Die Physik spricht bei den Umwandlungen von Erscheinungsformen der Materie, die sie ebenfalls kennt, nicht von Metamorphose, sondern von den verschiedenen Aggregatzuständen: fest – flüssig – gasförmig.

Das Wesentliche bei dem Prinzip der Metamorphose ist die *geheime Verwandtschaft* der verschiedenen Erscheinungsformen (was bei den Aggregatzuständen ebenfalls zutrifft). Gerade dadurch können die unterschiedlichen Erscheinungsformen nachvollziehbar werden, auch wenn sie nicht immer offensichtlich sind.

Die Beschreibung dieser *Seelenglieder* stellt ein wesentliches und einmaliges Element in der anthroposophischen Psychologie dar. Ihre Berücksichtigung in Psychologie, Psychopathologie und Therapie ist ein Charakteristikum anthroposophischer Psychotherapie und eine spezifische Erweiterung in der therapeutischen Arbeit. Es ist ein wertvolles Alleinstellungsmerkmal Anthroposophischer Psychotherapie.

Die Bezeichnung der einzelnen *Seelenglieder* richtet sich nach den typischen Qualitäten der jeweiligen Lebensphase, in der sie entwickelt werden. Hier ereignen sich in biografisch-chronologischer Folge zunächst in den zwanziger Jahren, nach Abschluss der leiblichen Entwicklung, spontane, emotionale, von Sympathie oder Antipathie geprägte Erlebnis- und Verhaltensweisen, die wir, Steiner folgend[3], unter dem Begriff der *Empfindungsseele* zusammenfassen. Damit ist nicht gemeint, dass der Mensch erst mit diesem Entwicklungsschritt zu Empfindungen käme; empfinden kann ja schon das kleine Kind. Ähnliches gilt auch für die folgenden Seelenglieder: es ist nicht gemeint, dass sich mit ihnen erst die entsprechenden Seelenfähigkeiten entwickeln würden; vielmehr erfahren die Seelenfähigkeiten mit der Entwicklung der speziellen Seelenglieder eine Steigerung im Sinne der Leibunabhängigkeit und Weltoffenheit, der Weltorientierung, wogegen die Seelenfähigkeiten beim Kind und Jugendlichen sich noch stark am leiblichen Erleben orientieren.

Mit der Entwicklung der Seelenglieder werden die Seelenfähigkeiten zunehmend vom leiblichen Erleben unabhängig und weltoffen.

Nach der Entwicklung der *Empfindungsseele* schließt sich, Ende der zwanziger und in den dreißiger Jahren ein neues Thema an, das eine Umkehr in der Bewertung und Bedeutung der Lebensereignisse und Interessen markiert, indem nicht mehr emotionale und unüberlegt spontane Erlebnisse und Motive im Vordergrund stehen, sondern rationale Elemente, klare und kühle Überlegungen und Entscheidungen die Lebensgestaltung bestimmen. Diese Stufe der Seelenentwicklung wird *Verstandesseele* (oder *Verstandes- oder Gemütsseele*[4]) genannt.

Der nächste Entwicklungsschritt zeitigt eine weitere Errungenschaft als Seelenthema in der biografischen Entwicklung der dreißiger bis vierziger, bis gegen die fünfziger Jahre: es ist die Fähigkeit, Verstand und Gefühl verbinden zu können, Welterleben und Selbsterleben in einem Zusammenhang berücksichtigen zu können und aus wohlbedachter Einsicht sein Handeln zu bestimmen. Diese Seelenstufe nennt Steiner die *Bewusstseinsseele.* Mit diesem Schritt wird sich der Mensch seiner selbst und der Welt in ihrer wechselseitigen Beziehung bewusst.

„Diese drei Glieder sind im menschlichen Seelenleben zu unterscheiden. Sie dürfen aber in dieser menschlichen Seele nicht auseinanderfallen. Die menschliche Seele muss eine Einheit sein. […] und es erscheint uns das Ich gleichsam als das Tätige, als der Akteur, der innerhalb unseres Seelenwesens auf den drei Seelengliedern spielt, wie ein Mensch spielt auf den Saiten eines Instruments. Und jene Harmonie oder Disharmonie, welche das Ich hervorbringt aus dem Zusammenspiel der drei Seelenglieder, ist das, was dem menschlichen Charakter zugrunde liegt."[5]

Die Entwicklung dieser Seelenglieder geschieht durch Metamorphose der Leibesglieder; dabei werden die vorher leiborientierten Kräfte in leibfreie, eben seelische Qualitäten und Fähigkeiten umgewandelt. Der „Motor" für diese Umwandlung von leiblichen in seelische Kräfte ist das Ich des Menschen.

„So sehen wir, wie die Entwicklung geschieht. Die äußeren Glieder des Menschen, die er ohne sein Zutun erhalten hat, die gestaltet das Ich um." [6]

Die hier genannten *äußeren Glieder des Menschen,* sind die drei Leibesglieder oder *Wesensglieder,* der physische Leib, der Ätherleib und der Astralleib.

Diese Umwandlung kann erst nach Abschluss der leiblichen Entwicklung stattfinden. Dann beginnt die eigentliche seelische Entwicklung des erwachsenen Menschen. Die ersten Schritte vollziehen sich unbewusst, können aber im Leben gefördert oder behindert werden und dabei können bereits Risiken für seelische oder psycho-somatische Erkrankungen auftreten.

„Die menschliche Seele ist in einer Entwicklung begriffen, deren Ende und Ziel sie nicht zu jeder Zeit absehen kann. Dasjenige, was sich entwickelt hat, können wir zur Not vor uns hinstellen und können, wenn es vor uns steht, zufrieden sein damit, dass wir sagen: es hat sich aus irgendetwas anderem bis zum jetzigen Punkte heran entwickelt. Das können wir nicht sagen bei einem Wesen, wie die menschliche Seele es ist, die mitten in dieser Entwicklung darinnen steht, und die das Handelnde in dieser Entwicklung ist. Diese menschliche Seele muss fühlen, da sie sich bisher entwickelt hat, dass sie sich weiter entwickeln muss. Und sie muss sich als eine selbstbewusste Seele sagen: Wie kann ich nicht nur denken darüber, wie ich mich entwickelt habe, sondern auch, wie ich mich entwickeln werde?"[7]

Die Seele lebt und zeigt sich in ihren Fähigkeiten; sie entwickelt weitere Fähigkeiten aus den Metamorphoseschritten im Lebenslauf und steigert diese Fähigkeiten weiterhin durch Übung im Laufe der Biografie.

Die Entwicklung der Seele geht vom Ich aus. Das Ich gibt die Richtung vor, die Orientierung, das Ziel und das Ich hat die metamorphotische Kraft, in der Seele geistige Fähigkeiten zu entwickeln.

Die Seele, oder das in ihr aufleuchtende Ich, öffnet nach zwei Seiten hin die Tore: nach der Seite des Körperlichen und nach derjenigen des Geistigen.

Die Entwicklung der Seelenglieder[8] erfolgt in biografischen Entwicklungsphasen, die aufeinander aufbauen. Das bedeutet, dass die zweite oder dritte Entwicklungsstufe nur dann gesund erreicht werden kann, wenn die vorherigen Stufen voll entwickelt sind. Weiterhin ist die Seelenentwicklung in dem Sinne aufbauend, dass die vorherigen Stufen nicht „überwunden werden", sondern weiterhin als Fähigkeiten erhalten sein müssen. Beispielsweise sollen Eigenschaften der Empfindungsseele nicht überwunden, vernachlässigt oder ignoriert werden, wenn die Qualitäten der Verstandesseele oder der Bewusstseinsseele erreicht sind. Die Verstandesseele ist zwar polar zur Empfindungsseele, sie braucht aber den anderen Pol, um sich abzugrenzen. Die Bewusstseinsseele dagegen ist eine Synthese von Empfindungsseele und Verstandesseele auf einer neuen Ebene, bedarf also beider Seelenglieder, um vollgültig wirksam sein zu können. Wir haben also nur dann eine gesunde Seelenentwicklung, wenn wir letztlich alle drei Seelenglieder entwickelt und ihre Qualitäten und Fähigkeiten zu unserer Verfügung haben, so dass das Ich mit ihnen „spielen", mit ihnen umgehen, sie in Tätigkeit versetzen kann. Die Seelenglieder sind kein Besitz, den der Mensch erreichen kann und ihn dann hat; vielmehr sind sie Fähigkeiten der Seele, die nur insofern vorhanden sind, als sie vom Ich „eingesetzt" werden.

Nach Abschluss der seelischen Entwicklung schließt sich in einem weiteren Metamorphoseschritt die geistige Entwicklung an, mit den drei Schritten zu den „Geistes-Gliedern": Geistselbst, Lebensgeist und Geistesmensch[9].

Die Entwicklung der Empfindungsseele

Die *Empfindungsseele* ist das erste Seelenglied in der biografischen Entwicklung der Seelenfähigkeiten. Sie entwickelt sich aus einer unbewussten Aktivität des Ich an der Umwandlung der Kräfte der seelischen Organisation (des Astralleibes).

„Und den Teil des astralischen Leibes, den das Ich unbewusst umgearbeitet hat, den wir also heute schon als umgewandelten astralischen Leib in uns tragen, den bezeichnen wir als das erste seelische Glied des Menschen, als die Empfindungsseele."[10]

Das noch sehr leibnahe Empfindungs- und Gefühlsleben des Astralleibes, das sich in der erwachenden Sexualität, in den dadurch ausgelösten Identitätsfragen, in den Unsicherheiten und Unausgeglichenheiten um die Pubertätszeit zeigt, verändert sich meist ab dem 18. oder 21. Lebensjahr im Laufe der folgenden Jahre.

„Was wir Empfindungsseele nennen, das kann da sein im Leben, ohne dass es viel vom Denken durchdrungen wird. Die Empfindungsseele ist zunächst dasjenige, was die äußeren Eindrücke auffängt. Sie ist dasjenige Glied der menschlichen Seele, welches die Wahrnehmungen der Sinne ins Innere hinein weiterschickt. Diese Empfindungsseele ist es auch, was dann aufsteigen lässt im Innern das, was sich als Lust- und Unlust-Gefühl, als innere Freude, als inneres Schmerzgefühl anschließt an das von außen Gebrachte und Beobachtete. Diese Empfindungsseele ist zunächst dasjenige, aus dem aufsteigen die Triebe und Instinkte und Leidenschaften und Affekte der menschlichen Natur."[11]

Die biografischen Grundfragen der Empfindungsseele sind charakteristische Phänomene der zwanziger Jahre im Lebenslauf: Wie erlebe und empfinde ich die Welt und an der Welt mich selbst? – Was empfinde ich an der Welt und wie fühle ich mich in der Begegnung mit der Welt?

In Abgrenzung dazu, war die Grundfrage des Empfindungsleibes (der leibnahen seelischen Organisation): wie erlebe ich *mich*, was erlebe ich *in mir*, *an mir*?

Bei der Entwicklung der Empfindungsseele[12] sind es die heftigen Affekte, wie beispielsweise der Zorn, den Steiner besonders hervorhebt, aber eben auch alle anderen starken Gefühle oder Affekte, die zu Erziehern der Seelenentwicklung werden, wenn sie mit der Zeit vom Ich beherrscht und überwunden werden.

Dabei gibt es auch Risiken, indem es meist zwei Möglichkeiten des Umgangs mit Affekten gibt.

Aus dem Affekt Zorn etwa kann einerseits ein gerechter, selbstloser oder auch „heiliger“ Zorn werden – andererseits aber auch ein ganz selbstbezogener Zorn, den wir dann Wut nennen.

Der gerechte Zorn führt zu Selbstlosigkeit; er hat nicht eigene Vorteile zum Ziel.

Die Wut führt zu Selbstbezogenheit, zu Egoismus, da sie eigene Bedürfnisse oder Vorteile als Motiv hat. Im Extrem sind beide Seiten einseitig. Dazwischen kann aus der Kraft eines berechtigten Zorns eine starke Durchsetzungskraft entstehen.

Gesundheitliche Risiken und Erkrankungstendenzen der Empfindungsseele

Da es bei diesen Entwicklungsschritten immer das Ich ist, von dem die Entwicklung ausgeht, so sind auch Gefahren für das Ich damit verbunden: Wenn das Ich seine Mitte nicht hat, so droht es bei den Entwicklungsschritten der Seelenglieder in polare Extreme abzugleiten.

Die erste Polarität sind die Extreme des *Selbstverlustes* und der *Selbstsucht.*

Selbstverlust bedeutet „wirkungslos“ durch sein Leben zu gehen und in der Welt zu „zerfließen“, sich zu verlieren. Wir können hier an das Phänomen der Depersonalisation denken, aber auch an Ich-Störungen im Rahmen beginnender schizophrener Erkrankungen (Hebephrenie), oder an depressive Erkrankungen mit Entscheidungsschwäche und Antriebsverlust, ebenso an Suchterkrankungen. Die genannten Erkrankungen können sich denn auch alle typischerweise in dieser Lebensphase manifestieren.

Selbstsucht bedeutet, in sich zu verhärten und zu einem sich vor der Welt verschließenden Egoismus zu kommen. Auch das kann sich im Rahmen von Suchterkrankungen zeigen, in narzisstischen Störungen, in entsprechenden Persönlichkeitsstörungen.

Die Entwicklung der Verstandesseele

Die *Verstandes- oder Gemüts-Seele* entwickelt sich in einem zweiten Metamorphoseschritt aus der unbewussten Arbeit des Ich an den Kräften der Lebensorganisation (des Lebens- oder Äther-Leibes). Auch diese bisher leiborientierten, beziehungsweise in einem ersten Schritt bereits zu Vorstellungs- und Denk-Fähigkeiten verwandelten Lebens-Bilde-Kräfte werden in diesem zweiten Schritt wiederum metamorphosiert zu dem zweiten Seelenglied der Verstandesseele.[13]

Geht es zunächst bei der Entwicklung des Denkens, Vorstellens und Erinnerns darum, dasjenige, was wahrgenommen wurde, zu erinnern, sich davon Vorstellungen zu machen, darüber nachzudenken, was die Wahrnehmung angeregt hat, Begriffe zu bilden, so geht es bei der Entwicklung der Verstandesseele um mehr. Zum einen kann das Ich sich selbst die Inhalte des Nachdenkens geben, auch unabhängig von äußerer Wahrnehmung; zum andern kann das Ich auch etwas *vor*denken, was noch nicht geschehen, noch nicht faktisch geworden ist, kann also produktiv, erfinderisch, schöpferisch denken – zunächst in Gedanken, später daraus auch in der praktischen, materiellen Realität etwas Neues entstehen lassen. Im Sinne von Phantasie-Schöpfungen ist das dem Kind auch schon möglich; im Sinne von „wahrheitsgemäßen“, fruchtbaren kreativen Leistungen ist es eine Fähigkeit der Verstandesseele.

Die Verstandesseele ist dadurch charakterisiert, dass in ihr das Ich in der Seele stärker auftritt als bisher, und zwar insbesondere in einem klaren Denken, das in sich das Bedürfnis nach Wahrhaftigkeit hat.

„Und in dieser Verstandes- oder Gemütsseele, die wir als das zweite Glied anführten, haben wir nicht zu suchen jenes unbestimmte Gefühl, das wie aus der Tiefe heraufsteigt, sondern das Gefühl, das sich allmählich von dem inneren Lichte des Denkens durchströmen lässt. Zugleich haben wir in dieser Verstandes- oder Gemütsseele dasjenige zu sehen, aus dem heraus allmählich erscheint das, was wir das menschliche Ich nennen; jenen Mittelpunkt in unserer Seele, welcher zum eigentlichen Selbste führen kann, der es möglich macht, dass wir die Eigenschaften unserer Seele von innen heraus läutern und reinigen und verarbeiten, so dass wir Herr und Leiter und Führer werden innerhalb unserer Willensimpulse, innerhalb unseres Gefühls- und Gedankenlebens“.[14]

Auch bei der Entwicklung der Verstandesseele gibt es ein Moment, das zu ihrer Bildung anregt: es ist der Wahrheitssinn oder das Streben nach Wahrheit.

Während die Affekte in der Seele dadurch zur Anregung der Empfindungsseele werden, dass das Ich sie im Lauf der Zeit beherrschen und überwinden lernt, wird das Streben nach Wahrheit zur Anregung der Verstandesseele dadurch, dass die Seele sich dem Streben nach Wahrheit ganz hingibt.

Nun unterscheidet Steiner zwei verschiedene Wahrheiten: eine Wahrheit aus Nachdenken über das Vorhandene, das schon geschehen ist, die Welt der Tatsachen. Eine andere Art von Wahrheit ist diejenige, die sich an noch nicht Geschehenes richtet, nicht an die Welt der Tatsachen, sondern an die Welt der sinnvollen Möglichkeiten, der Potenzialitäten.

Die erste Wahrheit aus dem Nachdenken über Tatsachen ist einfach; sie ist in der Welt faktisch beweisbar. Die zweite Art der Wahrheit ist komplizierter, sie ist nicht faktisch beweisbar; sie kann sich nur dadurch als wahr erweisen, dass sie fruchtbar wird im Leben, dass sie sich bewährt in der Welt. Goethe hat das in den Satz gefasst: „Was fruchtbar ist, allein ist wahr."[15]

Diese Form der Wahrheit ist zunächst nicht zu beobachten, nicht mit Sinnen wahrzunehmen; sie kann nur im Innern der Seele erlebt werden, vorausgedacht werden, bis sie sich später bewährt, bewahrheitet, als fruchtbar erweist.

Diese Fähigkeit, Wahrheit durch Nachdenken und auch durch Vordenken erkennen zu können, ist eine wesentliche Fähigkeit der Verstandesseele. Es zeigt sich, dass die Verstandesseele mehr ist als nur Verstandestätigkeit oder Denkfähigkeit.

Die Anregung zur Verstandesseele ist das Wahrheitsstreben des Ich in der Seele.

Die biografischen Grundfragen der Verstandes- oder Gemüts-Seele heißen:

Wie verstehe ich die Welt, wie kann ich wahrhaftig in der Welt leben?

Wie erkenne ich die Wahrhaftigkeit in der Welt; Wie kann ich mich wahrhaftig in der Welt verwirklichen?

Auch bei dieser Entwicklung gibt es wieder Risiken.

Gesundheitliche Risiken und Erkrankungstendenzen der Verstandesseele

Ein zu starkes Verharren im Nachdenken kann dazu führen, ein *abstrakter Sonderling* zu werden, pedantisch und egoistisch, rechthaberisch. Dabei hängt man am fertig Vorhandenen, wird unflexibel, unwahrhaftig, zwanghaft.

Das Vordenken dagegen führt zu produktivem, schöpferischem Handeln, zu Kreativität, zum Schaffen von Neuem. Das allerdings kann zu Übermut, zu Überheblichkeit, zu Arroganz, zu Überaktionismus und zu Unbeherrschtheit führen.

Auch bei diesem Entwicklungsschritt zeigen sich Gefahren für das Ich:

Das Ich, das sich stark entwickeln und innerlich reich und schöpferisch werden soll, kann auch eine „*Kehrseite*" zeigen: Es kann einerseits zu eigen, zu egoistisch, selbstsüchtig und in sich verhärtet werden. Andererseits kann es, wenn es sich zu sehr zurücknimmt, zu schwach werden, kann sich „im Leben verlieren", es kann „in der Welt versinken". Bei diesen Phänomenen können wir an verschiedene Persönlichkeitsakzentuierungen oder Persönlichkeitsstörungen denken.

„Die Kehrseite dieser Entwicklung des Selbstes ist die Selbstsucht, der Egoismus. Ein zu schwaches Selbst verliert sich im Leben, versinkt sozusagen in die Außenwelt. Ein solches Selbst aber, das alles in sich hineingenießen, hineinbegehren und hineindenken und -brüten möchte, ein solches Ich verhärtet sich in Selbstsucht und Egoismus." [16]

Es kommt bei diesem Entwicklungsschritt sehr stark darauf an, die innere Mitte zu halten.

„Falls der Mensch nicht in der Lage ist, diesen Mittelpunkt in sich zu finden, ist er der Gefahr ausgesetzt, sich zu verlieren in einer falsch verstandenen Betätigung seines Ichs."[17]

„Der Mensch würde durch diese Karikatur seiner Ich-Entwicklung zu gleicher Zeit verarmen. Selbstsucht verarmt und verödet den Menschen. So ist das Ich ein zweischneidiges Schwert, indem es arbeitet an den drei Seelengliedern. Es muss auf der einen Seite so arbeiten, dass es immer reicher und reicher wird, voller und voller sich gestaltet, dass es ein kräftiger Mittelpunkt wird, von dem viel ausstrahlen kann; aber es muss alles dasjenige, was es in sich aufnimmt, wiederum in Harmonie bringen mit dem, was in der Umgebung lebt. Es muss eben in demselben Maße, in dem es sich in sich hinein entwickelt, zu gleicher Zeit aus sich herausgehen, mit allem Dasein zusammenfließen. Es muss zu gleicher Zeit eine selbsteigene Wesenheit werden und auf der anderen Seite selbstlos werden. […] Nur muss das Ich an jedem der drei Seelenglieder so arbeiten, dass nach diesen beiden Seiten hin der menschlichen Entwicklung Rechnung getragen wird.“[18]

Die Entwicklung der Bewusstseinsseele

„Der Kern des menschlichen Bewusstseins, also die Seele in der Seele, ist hier mit Bewusstseinsseele gemeint.“[19]

Der dritte Metamorphoseschritt im Lebenslauf der seelischen Entwicklung geschieht nicht mehr so unbewusst wie die vorherigen zwei Schritte. Jetzt ist eine *bewusste* Arbeit des Ich gefordert, um die Kräfte der physischen Organisation (des physischen Leibes) zu metamorphosieren. Die Kräfte des physischen Leibes im ersten Jahrsiebt haben sich in Aufrichtekraft, im Stehen, im Gehen und in der Sprachentwicklung gezeigt und damit eine sehr starke unbewusste kindliche Willenstätigkeit offenbart. Diese Kräfte, die zurückgehen auf die Urkräfte des Physischen, die Schwerkraft, die Räumlichkeit und die Vergänglichkeit, sollen nun, im Alter von circa 40 bis 50 Jahren (ursprünglich im sechsten Jahrsiebt), verwandelt, metamorphosiert werden. Dafür gibt es wieder einen „Erzieher", eine Anregung in der Seele, einen Motor dieser Entwicklung.

Die Umwandlung im ersten Metamorphoseschritt von Schwerkraft in Aufrichtekraft, von Räumlichkeit in Bewegung, von Vergänglichkeit in Standfestigkeit steigert sich im zweiten Metamorphoseschritt zu neuen Fähigkeiten und sie brauchen eine neue Anregung. Diese neue Anregung ist in zwei Qualitäten der Seele zu sehen, die wir schon durch die Erziehung im Kindesalter und später selbstständig entwickeln können: einerseits durch die *Liebe* zu allem Neuen, Unbekannten und auch zu Unsichtbarem; andererseits in *Ergebenheit, Hingebung* zu allem Neuen, Unbekannten, Fremden, dem wir begegnen. Zwei Fähigkeiten, die wir im alltäglichen Leben kennen, beispielsweise wenn wir uns verlieben, wenn wir in Begeisterung etwas (oder jemand) Neues kennenlernen, wenn wir ein Gefühl der Verehrung entwickeln einer Persönlichkeit gegenüber, für die wir große Achtung und Wertschätzung empfinden. Liebe und Ergebenheit (Hingebung), können sich im Sinne Steiners vereinigen zu der Fähigkeit der *Andacht* (in jeder Hinsicht, religiös oder nicht religiös, im Gebet und unabhängig davon). Andacht in diesem Sinn, als Vereinigung von Liebe und Ergebenheit (Hingebung) dem Unbekannten gegenüber ist nun der „Erzieher", der „Motor" zur Entwicklung der Bewusstseinsseele.

Die neuen Fähigkeiten der Bewusstseinsseele, die jetzt entstehen, sind wie eine Steigerung und Zusammenfassung der bisher in Empfindungsseele und Verstandesseele erreichten Seelenfähigkeiten. Das waren *„geläuterte"* Affekte, Gefühle mit starker Kraft und klare Gedanken, Erkenntnisse über Leben und Welt.

Aus Liebe und Ergebenheit (Andacht) dem Neuen und Unbekannten gegenüber können sich jetzt durch die bewusste Arbeit des Ich in der Ausbildung der Bewusstseinsseele neue Fähigkeiten zeigen: „Denn die Selbstbewusstseinsseele soll wissen, wissen von der Welt und von sich selbst."[20]

Die Bewusstseinsseele kann nur durch das Denken zur Entwicklung kommen, indem sich zu einem klaren Denken einem Unbekanntem, einem Unsichtbaren (auch einem Übersinnlichen) gegenüber die Empfindung der Liebe und der Wille der Ergebenheit hinzufügen. Dadurch kann ein Wissen entstehen, bei dem das Ich des Erkennenden sich mit dem Gegenstand der Erkenntnis, dem Erkenntnisobjekt, so verbindet, dass ein Wesensverständnis, eine Wesenserkenntnis aus der Begegnung entsteht, bei der sich das Ich in Selbstbewusstheit mit dem Anderen verbindet, sich nicht verliert, sondern weiß, dass es den Anderen in seiner Eigenart erkennt und die Beziehung zwischen beiden (zwischen Selbst und Welt) mitberücksichtigt. Dazu bedarf es der Qualität der Andacht mit einem guten Selbstgefühl: „Nur dadurch aber kann die Bewusstseinsseele zur Ausbildung kommen, dass der Mensch ein Denker wird; denn die Selbstbewusstseinsseele soll wissen, wissen von der Welt und von sich selbst."[21]

Die Qualitäten der Bewusstseinsseele liegen darin, starke Gefühle der Empfindungsseele („geläuterte" Affekte) und klare Gedanken der Verstandesseele unter einem neuen Gesichtspunkt zusammenzufassen: ein gestalterischer wachbewusster Wille aus Ergebenheit (Hingebung) und einem starken Gefühl der Liebe – beides geführt von klarem Denken und begleitet von einem guten Selbstgefühl – machen die Qualitäten der Bewusstseinsseele aus.

Wer in der Bewusstseinsseele erlebt und fühlt, aus der Bewusstseinsseele denkt, mit der Bewusstseinsseele handelt, der zeigt besondere Qualitäten und Fähigkeiten im Umgang mit Menschen und Lebensereignissen.

Fühlt und handelt beispielsweise der Mensch in der Empfindungsseele spontan und emotional, nach Lust und Sympathie oder Antipathie, oft unüberlegt und irrational, denkt und entscheidet der Mensch aus der Verstandesseele überlegt, rational, bedächtig und immer nach den Gesichtspunkten, was richtig oder falsch ist, so verhält sich der Mensch aus der Bewusstseinsseele besonnen, feinfühlig, gefühlvoll, liebevoll, wertschätzend, respektvoll, hingebungsvoll, mit klarem Denken, ohne die eigenen Ansichten oder Werte zu vergessen oder zu vernachlässigen.

Es ist klar: ein solches Verhalten ist anspruchsvoll und erfordert Übung und ein waches klares reflektiertes Bewusstsein von sich selbst und der jeweiligen Situation. Selbst und Welt begegnen sich im Selbst-Bewusstsein und ermöglichen als neues Erlebnis eine Wesenserkenntnis des anderen (der Welt) in der Begegnung mit mir.

Die biografischen Grundfragen der Bewusstseinsseele zeigen sich oft in biografischen Krisen, der Lebensmittekrise, oder in Orientierungskrisen:

Wie erkenne und wie finde ich ein angemessenes Verhältnis zwischen mir und der Welt? Wie lebe ich mein Verhältnis zur Welt so, dass es der Welt und mir angemessen ist?

Gesundheitliche Risiken und Erkrankungstendenzen der Bewusstseinsseele

Auch bei diesem anspruchsvollsten Entwicklungsschritt zeigen sich Risiken, die auf dem Weg der Entwicklung der Bewusstseinsseele liegen:

Gehen wir mit zu viel Liebe, ohne Ich-geführtes klares Denken auf die Welt zu, so verfallen wir leicht der unkritischen Schwärmerei, bis zu verschiedenen Formen des Aberglaubens, die langfristig zu einem Zustand „seelischen Schlafwandelns“ führen können, das heißt zu einem unbewussten, nicht kontrollierbaren, mitunter gefährlichen Verhalten (zum Beispiel Fanatismus).

Die Liebe der Bewusstseinsseele muss von klarem Denken und starkem Willen geführt sein, sie darf auf keinen Fall zu einer Schwächung des eigenen Selbstes führen, nicht zu einer Anfechtung des Selbstgefühls. Sonst gerät die Liebe in Gefahr des Selbstverlustes.

Die Ergebenheit oder Hingabe der Bewusstseinsseele der Welt gegenüber, muss getragen sein von klarem Denken und Wissen, begleitet von einem guten Selbstgefühl. Fehlt dieses klare Denken und Wissen, so führt dies wieder zu einem Selbstverlust mit einer „seelischen Ohnmacht“, das heißt zu einem Zustand von Willenlosigkeit, oder genauer zu einem Zustand eines machtlosen Willens, der dann von anderen benutzt werden kann, zu einem Verhalten, das der betreffende Mensch gar nicht will, aber sich dabei nicht mehr in der Hand hat und die Kontrolle über sein Verhalten verloren hat (Kontrollverlust, Fremdbeeinträchtigung, Selbstverlust). Ähnliches entwickelt sich auch, wenn das *gute Selbstgefühl* nicht vorhanden ist: dann kann es zu Unselbstständigkeit, zu Überanpassung, zu unkontrollierter

Selbstaufopferung, schließlich zu Selbstaufgabe und Selbstverlust kommen.

Für das Ich, das den Entwicklungsschritt zur Bewusstseinsseele bewusst vollziehen muss, bedeutet dies also wieder eine folgenschwere Gefahr des Selbstverlustes: ein machtloses, unbewusstes, fremdgesteuertes, willenloses Ich.

Zusammenfassung der Qualitäten der drei Seelenglieder:

Zur Empfindungsseele

Der Mensch in der Empfindungsseele öffnet sich der Welt. Er will die Welt erleben und sich seinen Gefühlen, seiner Lust und Laune entsprechend in der Welt verwirklichen. In den vom Empfindungsleib geprägten Jahren zuvor erlebte er primär seinen Leib, sein Leibgefühl an der Welt, als Stimulanz oder als Widerstand; – jetzt dreht es sich um: Er erlebt die Welt in seiner Seele, anregend oder beängstigend, als Fördernis oder als Hindernis.

Er lebt und liebt spontan, gefühlvoll, emotional; so entscheidet er auch die anfallenden Lebensfragen, so geht er Beziehungen ein, so kann er Berufspläne beginnen, Reisen unternehmen. So entwickelt sich die Empfindungsseele. Mit dem großen Risiko der Verletzlichkeit und daraus entstehender vielfältiger Erkrankungsmöglichkeiten.

Zur Verstandesseele

Der Mensch in der Verstandesseele, ab dem 28. oder 30. Lebensjahr, macht zunächst eine Krise durch, die zu einer „Umwertung aller Werte“ führt. Es zählen jetzt nicht mehr die „Gefühle von gestern“, die alten Vorlieben, Pläne, Beziehungen oder Wünsche. Neue Interessen tun sich auf, neue Beziehungsqualitäten gelten, ganz andere Fragen drängen sich in den Vordergrund. Nicht mehr *was gefällt*, sondern *was richtig ist*, zählt jetzt. Keine nebulösen Gefühlsentscheidungen mehr, sondern klare Entscheidungen nach harten, nachvollziehbaren Kriterien: *Entweder-oder* ist das neue geltende Prinzip. Die Luft wird spürbar dünner und kälter. Es geht darum, was richtig ist; alles andere ist falsch. Dazwischen gibt es nichts – mit den Risiken der seelischen Verhärtung im Rahmen verschiedener Erkrankungen, des pathologischen Egoismus oder der Selbstaufgabe.

Zur Bewusstseinsseele

Der Mensch in der Bewusstseinsseele hat bei dem biografischen Schritt, der sich heute meist um die Lebensmitte herum ereignet, wieder eine Krise durchgemacht: die Entwicklungskrise der Bewusstseinsseele, oft auch als Lebensmitte-Krise (Midlife-Crisis) bezeichnet. Jetzt findet der Mensch auf neuer Stufe zu sich selbst. Fragen nach dem eigenen Wesen melden sich, Fragen nach dem Sinn des bisherigen Lebens und wie es weitergehen soll, beschäftigen oder belasten den Menschen in diesem Lebensabschnitt. Eine Infragestellung des bisherigen Lebensplans kann sich einstellen, eine Neuorientierung kann gesucht werden, oder es findet eine Bestätigung des bisherigen Lebensziels mit neuer innerer Kraft statt. Das *Entweder- oder-Prinzip* der Verstandesseele ist überwunden; die *Sowohl-als-auch*-Variante ist entdeckt. Der Horizont wird größer, der Umkreis weiter, der Sinn tiefer. Der Umgang mit Menschen, mit dem eigenen Leben verändert sich: die Enge weitet sich, Großzügigkeit kann entstehen, Besonnenheit beginnt, Souveränität zeigt sich. Mit dem Risiko der Selbstaufopferung.

Das Ich ist die aktive Kraft und das metamorphotische Prinzip für die Entwicklung der Seele. Dabei gibt es – wie dargestellt – in jeder Seelenentwicklungsstufe prägende Fragen für eine Lebensphase, in der eine bestimmte Seelenqualität entwickelt werden kann. Andererseits gibt es für das Ich auch „Erzieher", anregende, unterstützende Momente, um ein Seelenglied zur Entwicklung zu bringen:

„So sind Liebe und Ergebenheit die richtigen Führer hinauf zum Unbekannten und die Erzieher der Seele aus der Verstandesseele zur Bewusstseinsseele. Erzieht die Überwindung des Zorns die Empfindungsseele, der Wahrheitssinn, das Wahrheitsstreben unsere Verstandesseele, so erzieht die Andacht unsere Bewusstseinsseele. [...] Diese Andacht muss aber von dem Gesichtspunkte eines das Licht des Denkens nicht scheuenden Selbstbewusstseins geleitet und geführt sein."[22]

Was kann mit *Psychotherapie* aus der Bewusstseinsseele gemeint sein?

Als Rudolf Steiner im Juni 1924 Franz Löffler (er hatte in Jena Philosophie, Pädagogik und Psychologie studiert und wurde später mit Siegfried Pickert und Albrecht Strohschein zusammen zum Begründer der anthroposophischen Heilpädagogik[23]) mit dem ermahnenden Satz: „das wäre Ihre anthroposophische Aufgabe" aufforderte, eine „Psychologie aus der Bewusstseinsseele heraus neu zu begründen", war Löffler selbst (1895–1956) noch nicht in dem biografischen Alter der entwickelten Bewusstseinsseele, er war gerade 28 Jahre alt. Es ist zu vermuten, dass weniger das biografische Alter (ab dem 35. Lebensjahr) der Entwicklung der Bewusstseinsseele, sondern vielmehr die seelischen Qualitäten der Bewusstseinsseele wesentliches Charakteristikum der neuen Psychologie sein sollten. Diese spezifischen Qualitäten der Bewusstseinsseele können folgendermaßen zusammengefasst werden.

Die für eine Psychotherapie relevanten Eigenschaften der Bewusstseinsseele

Eine starke (aber affektfreie) Gefühlsfähigkeit, besonders das Gefühl der Liebe – insbesondere allem Unbekannten gegenüber. Darunter können wir in therapeutischem Zusammenhang auch Mitgefühl, Empathie zuordnen. Das Unbekannte ist zunächst jede Person, die zu uns in die Therapie kommt.

Zudem der Willensimpuls zu Ergebenheit, zu Hingebung, ebenfalls insbesondere allem Neuen und Unbekannten gegenüber – dies sind zwei Fähigkeiten, die wir besonders im therapeutischen Umgang mit Patient*innen schulen und pflegen können, insofern sie uns in diesem professionellen Zusammenhang wichtig und hilfreich sind.

Daraus ergibt sich im Allgemeinen wie auch im therapeutischen Kontext eine Haltung der Offenheit, die das Gegenteil von Voreingenommenheit ist.

Liebe und Ergebenheit in dem angedeuteten Sinn können zu einer inneren Haltung der Andacht führen (wobei Andacht hier, wie bei Steiner auch, nicht religiös gemeint ist, ohne allerdings das Religiöse auszuschließen, wenn es erlebt wird). Andacht als Zusammenwirken von *Liebe und Ergebenheit*, Gefühl und Wille, einem unbekannten Menschen gegenüber, also in der professionellen Situation der therapeutischen Begegnung, ist eine spezielle Form einer inneren Haltung, die sich auf Gefühl und Wille bezieht: das Gefühl der *Hingabe* in der liebevollen Haltung und die Haltung der Ergebenheit im eigenen Willen. Dies ist in dem Zusammenhang einer Psychotherapie aus der Bewusstseinsseele mit *Andacht* gemeint.

„So kann der Wille entwickeln die Ergebenheit in das Unbekannte, das Gefühl kann entwickeln die Liebe zum Unbekannten; und wenn sich beide vereinigen, Ergebenheit des Willens in das Unbekannte und Liebe zu diesem Unbekannten, dann entsteht durch ihre Vereinigung dasjenige, was wir im wahren Sinne des Wortes Andacht nennen. Und wenn Andacht die Vereinigung ist, die Durchdringung ist, die gegenseitige Befruchtung ist von Liebe zum Unbekannten und Ergebenheit in das Unbekannte, dann wird diese Andacht sein der vereinigte Anstoß, der uns hineinführen kann in dieses Unbekannte, damit das Denken sich seiner bemächtigen kann. So wird Andacht zum Erzieher der Bewusstseinsseele. [...]

So sehen wir zu gleicher Zeit, dass wir etwas brauchen zur Selbsterziehung des Ichs, das da immer mehr und mehr in die Bewusstseinsseele hinaufführt, welches Leiter (Führer) der Seele ist bei der Erziehung der Bewusstseinsseele, allem unbekannten Physischen und unbekannten Übersinnlichen gegenüber: Andacht, zusammengesetzt aus Liebe und Ergebenheit."[24]

Allerdings darf diese Ergebenheit nicht gedankenlos und unkontrolliert sein, sondern sie soll immer begleitet sein von klarem Denken und einem guten und sicheren Selbstgefühl. „Es muss mit der Pflege der Andacht die Pflege eines gesunden Selbstgefühls einhergehen."[25]

Neben dem geforderten *klaren Denken*, das vor kritikloser Schwärmerei (auch vor Selbstüberschätzung) schützen soll, schützt ein *gutes Selbstgefühl,* vor Selbstaufgabe oder Selbstverlust (im Sinne von Selbstvernachlässigung). Ein *gutes*

Selbstgefühl bedeutet in professionellem, therapeutischen Kontext: Selbstfürsorge nicht zu vernachlässigen, achtsam mit sich selbst umzugehen, die eigenen Fähigkeiten, Kräfte und Grenzen klar einzuschätzen und zu berücksichtigen, sich vor Selbstaufopferung zu schützen, und sein Denken, Wollen und Handeln in Angemessenheit mit der Situation (mit dem anderen Menschen) und in Übereinstimmung mit sich selbst, (das heißt, den selbstkritisch eingeschätzten eigenen Möglichkeiten und den als sinnvoll erkannten Zielen) zu führen.

Die Haltung der Ergebenheit im eigenen Willen hat für die professionelle therapeutische Haltung eine besondere Bedeutung: Sie ist ein wesentlicher Faktor in der Gestaltung einer therapeutischen Beziehung und ein wirksamer Faktor in der Psychotherapie.

Die hier gemeinte therapeutische Haltung soll kurz angedeutet werden, da sie ihre Qualitäten aus der Bewusstseinsseele heraus entwickelt.

Zur therapeutischen Haltung aus der Bewusstseinsseele

Die therapeutische Haltung[26] ist eine Sonderform von innerer Haltung im Allgemeinen[27*]. Sie ist ausschließlich für eine professionelle Tätigkeit gemeint, die im Rahmen einer therapeutischen Beziehung und mit einem therapeutischen Motiv und Ziel ausgeübt wird. Sie erfordert von den Therapeut*innen eine entsprechende Reflexion ihrer angestrebten Tätigkeit und des zu gestaltenden therapeutischen Settings (Raum, Zeit, Situation) wie auch des therapeutischen Auftrags und der je eigenen Möglichkeiten und Grenzen.

Die therapeutische Haltung ist eine innere Haltung der *Präsenz.*[28] Präsenz im Sinne einer bewusst intendierten Ich-Leistung als geistige Gegenwärtigkeit, oder, in einem Wort von Levinas[29]: „Mit-Gegenwärtigkeit". Diese therapeutische Haltung der *Präsenz* ist eine wesentliche Qualität der therapeutischen Begegnung und Beziehung. Sie ist darüber hinaus auch ein wesentliches therapeutisches Prinzip.

Ich unterscheide vier Grundformen der *therapeutischen Präsenz* als Charakteristika einer spirituellen therapeutischen Haltung:

1. Eine vorurteilsfrei *annehmende und anerkennende Präsenz.* Hier wirkt sich die Bewusstseinsseelenqualität der Offenheit aus. Es ist eine Haltung, wie sie aus der Bewusstseinsseele gebildet werden kann. Die Bewusstseinsseele gibt dem Menschen die Möglichkeit, seine Offenheit in der Erfahrung, insbesondere in der Erfahrung des Geistigen im anderen Menschen zu entwickeln und zu steigern. „Vollendete Erfahrung ist nicht Vollendung des Wissens, sondern vollendete Offenheit für neue Erfahrung."[30] In diesem Sinn kann auch der Begriff der Andacht bei Steiner[31] verstanden werden als Entwicklungsmoment der Bewusstseinsseele durch die Fähigkeit der Liebe und der Ergebenheit dem Geistigen gegenüber. Darin liegt eine erste therapeutische Wirksamkeit und Grundlage einer guten therapeutischen Beziehung.
2. Die zweite Grundform der therapeutischen Präsenz ist die *empathische,*[32] die *mitfühlende Präsenz.* Ob wir mitfühlend sind, ist eine Frage unserer inneren Haltung und sollte eine bewusste positive Entscheidung sein. *Mitfühlende Präsenz* in der ärztlichen Praxis bedeutet, die Asymmetrie zu überwinden, die in der Beziehung zwischen Patient*in und Ärzt*in/Therapeut*in besteht infolge der gravierenden Ungleichheit im Leiden des erkrankten Menschen einerseits und im Aufgefordert-Sein auf ärzt-

licher oder therapeutischer Seite, zur Bewältigung oder Überwindung dieses Leidens beizutragen. Dies soll durch die Begegnungsqualität der *mitfühlenden Präsenz* gelingen. Sie erweitert die erste Form der *anerkennenden Präsenz* um das fühlende Mitgehen, das Mitgefühl, ein Ausdruck von Liebe für den Mitmenschen. „Auf Liebe kann es zurückgeführt werden, wenn wir einfache psychische Faktoren in Bewegung setzen.[…] So sehen wir, dass wir deshalb, weil das Seelische im Grundwesen Liebe ist, mit psychischen Heilfaktoren eingreifen können."[33] Wir können durchaus sagen: Alles Heilen hat seinen Grund in der Liebe zum Menschen. Das Gefäß, die Verwirklichungsform der Liebe im therapeutischen Vorgang, ist die *mitfühlende Präsenz* und das mitfühlende Wort.

3. Eine weitere Form der therapeutischen Präsenz ist die *verstehende Präsenz.* Hierzu bedarf es der Aufmerksamkeit und Achtsamkeit, der Wachsamkeit und Geistes-Gegenwart in der menschlichen Begegnung, die ein echtes Gespräch ermöglicht. „Was da zwischen Arzt und Patient spielt, ist Wachsamkeit. Die Aufgabe und Möglichkeit des Menschen ist, die Fähigkeit, die Situation des Augenblicks und den einem im Augenblick begegnenden Menschen aufzunehmen und ihm zu entsprechen."[34] In einem solchen hermeneutischen Verstehensprozess eines therapeutischen Gesprächs in *verstehender Präsenz* ereignet sich ein wechselseitiges und gemeinsames Hingehen zu einem neuen, erweiterten Sinnhorizont. Der kranke Mensch erlebt sich durch den therapeutischen Schritt der *verstehenden Präsenz* in einem inneren Wandlungsprozess, den er selbst gestalten kann. In einem solchen Sinnhorizont von Gefährdung und Gestaltung bekommt Krankheit einen

klaren Stellenwert im Leben: sie ist Herausforderung, die verstanden und bewältigt werden kann.

4. Die anspruchsvollste Form der therapeutischen Präsenz ist die *vertrauende Präsenz.* Damit ist nicht jenes Vertrauen gemeint, welches ein Mensch gegenüber Ärztinnen oder Therapeuten hat, dass er verstanden und richtig behandelt wird. Vielmehr meine ich damit ein Vertrauen von Therapeut*innen in die Patient*innen.
Mit der Bewusstseinsseelenqualität der Willenshingabe ist es aus therapeutischer Perspektive möglich, vom eigenen Willen und dessen Zielen (für die Patient*innen) in der Therapie abzusehen und die eigene Willenskraft vertrauensvoll zur Verfügung zu stellen. Dies geschieht nicht in irgendeiner verbalen Form, sondern rein und ganz aus der inneren Haltung heraus, die den Patient*innen spürbar ist.

Eine erkrankte Person braucht von therapeutischer Seite das Vertrauen in den eigenen Weg, in die eigene Kraft und die eigenen Möglichkeiten, diesen Weg zu finden und gehen zu können. Sie braucht das spirituelle Vertrauen in das eigene Selbst. *Anerkennende Präsenz, mitfühlende Präsenz* und *verstehende Präsenz* sind notwendige Vorstufen für diese letzte Stufe der *vertrauenden Präsenz.*
Das Instrument für diese Qualität, die in den Eigenschaften der Bewusstseinsseele angesprochen ist, ist der Wille der Therapierenden, der in der beschriebenen therapeutischen Haltung[35] eine Umkehr erfährt: Nicht ich als Therapeut*in will etwas für die Kranken, nicht ich sage, was sie wollen sollen, sondern ich schenke meinen Willen vertrauensvoll als Kraft. Es ist die Kraft einer *sich zur Verfügung-stellenden vertrauensvollen Präsenz,*

wie sie Steiner mit dem Begriff des *Heilwillens*[36] *benannt hat.*

Psychotherapie aus der Bewusstseinsseele ist dementsprechend eine Psychotherapie, die aus den Qualitäten der Bewusstseinsseele heraus entwickelt wird und diese Qualitäten als therapeutische Qualitäten anwendet, in der Begegnung mit den Patient*innen, in der Gestaltung der therapeutischen Beziehungen und in der inneren therapeutischen Haltung.

Soweit die Basis. Steiner hat in dem Gespräch mit Löffler noch einige Eigenschaften und therapeutische Ansätze genannt, die zu bedenken und in therapeutischer Angemessenheit zu beachten und möglicherweise anzuwenden sind:

„Die Psychologie muss aus der Bewusstseinsseele heraus neu begründet werden. Die Psychologie sollte aber keine neue Theorie, sondern eine spirituelle Betätigung werden, mit der man dem Niedergang entgegenarbeitet, denn die Menschen verlieren das Seelische. Das wäre Ihre anthroposophische Aufgabe."[37]

Weiterhin hatte Löffler aus dem Gespräch mit Steiner notiert:

> *„wird viel Anthroposophie in einer solchen Psychologie sein;*
> *Alle rhythmischen Vorgänge werden zu berücksichtigen sein;*
> *Viel Interessantes wird zum Vorschein kommen, wenn man zum Beispiel die Kinder dichten lässt;*
> Und das Ergebnis einer solchen Psychologie wird sein, dass man (am Beispiel der Heilpädagogik) *ein anderes Verhältnis zu den Kindern bekommt."*[38]

Aus diesen Ergänzungen lässt sich herauslesen, dass es Steiner bei dieser neu zu begründenden Psychologie erstens um eine wirklich anthroposophische Psychologie geht, dass sie – zweitens – in einem psycho-somatischen Kontext zu sehen ist und dass – drittens – durch sie die Beziehungsqualität zwischen Therapeut*in und Patient*in verbessert werden kann.

Schließlich findet sich noch der besondere Hinweis darauf, die Kinder (das gilt natürlich auch für Erwachsene) *dichten* zu lassen. Im ersten Moment kann ein solcher Hinweis vielleicht verwundern; aber wenn wir bedenken, dass Steiner gerade die Dichtkunst als die Kunst der Bewusstseinsseele beschreibt, so verstehen wir sofort, dass sich darin eine therapeutische Möglichkeit zeigt, den Menschen anzuregen, aus seiner eigenen Bewusstseinsseelenqualität (offensichtlich ganz unabhängig von dem biografischen Alter der Bewusstseinsseele) heraus kreativ zu werden. Ich selbst habe diese Anregung in meiner psychotherapeutischen Tätigkeit vielfach erprobt und beeindruckende Erfahrungen dadurch gewinnen können. Als ein kleines Beispiel seien zwei Gedichte von zwei Patientinnen wiedergegeben:

Kostbar

Leben ist manchmal harte Kost
salzig rollen Tränen wie Perlen,
versuchend
die bittere Wahrheit,
die sauer gegorene Vergangenheit
hinweg zu waschen.
Am Leben habe ich mir mehr
als nur Zunge und Gaumen verbrannt.
Aber auch, wenn es nicht
Immer köstlich ist – kostbar ist es allemal.

(C. L.)

Schwermut

Im Mond der Verschwiegenen
ewig stummen Vergangenen
ist die Asche der Schwermut
gelagert.
Es ringt sich ein Feind
um die Muschel der Seele
und schlägt sie dir auf
und peinigt die Welle,
im Herzblut getrieben.
Frühlingserwachen
treibt die Lebenden von mir
ich bleibe allein
und meine Tränen
in mir.

(E. P.)

Damit sind einige Kennzeichen einer Psychotherapie aus der Bewusstseinsseele angedeutet. Ein wesentlicher Kern einer solchen Psychotherapie ist zum einen die therapeutische Haltung mit den vier Stufen der Präsenz und der darin enthaltenen Willensschulung der Therapierenden in dem Zur-Verfügung-Stellen der eigenen Willenskraft in der vertrauenden Präsenz; zum anderen ist es die psychotherapeutische Arbeit an der inneren Haltung[39] der Patient*innen, die, neben anderen, einen besonderen Ansatz der Anthroposophie-basierten Psychotherapie ausmacht.

Die innere Haltung eines Menschen ist immer Haltung in Bezug zu etwas oder jemanden: sie ist ein (mehr oder weniger) wachbewusstes, aber immer potenziell wachbewusstseinsfähiges Verhältnis des Menschen aus seinen Selenfähigkeiten zu sich selbst, zur Welt und zu der Frage nach der

Sinnhaftigkeit des Daseins. Haltungen können sich im Laufe des Lebens aus Gewohnheiten oder Vorbildern „einfach ergeben", ohne reflektiert zu werden, sie können aber immer, und besonders in Krisenzeiten oder aufgrund sonstiger Herausforderungen, bewusst reflektiert, korrigiert oder bestätigt werden. Eine bewusste innere Haltung, eine Seelenhaltung, ist eine *„von innen her selbst geprägte Form"*[40], insofern ist sie eine Leistung des Ich in der Seele, gebildet an der Begegnung mit sich selbst und der Welt. Es zeigen sich in der bewusst gebildeten inneren Haltung die Qualitäten der Bewusstseinsseele. Insofern ist eine psychotherapeutische Arbeit an der inneren Haltung ein originärer Ansatz einer Psychotherapie aus der Bewusstseinsseele.

Eine psychotherapeutische Arbeit an der inneren Haltung, der Seelenhaltung, beinhaltet auch eine Besinnung darauf, inwieweit die Grundfähigkeiten der Seele – Denken, Wollen und Fühlen – bewusst geführt werden können, oder wie stark sie unbewusst von äußeren oder inneren Faktoren beeinflusst werden. Weiterhin bedeutet eine Psychotherapie der inneren Haltung auch eine Reflexion über Qualität und Intensität der Weltbeziehung (alle Beziehungen und Bezüge zu Mitmenschen und Gegebenheiten) und der Selbstbeziehung (Selbstbild, Selbstgefühl, Selbstbewusstsein) wie auch einer Beziehung zum Geistigen in Welt und Mensch (Bezug zur Sinnhaftigkeit). Diese Reflexionen können sich an den sechs spirituellen Grundübungen[41] der Anthroposophie orientieren (Gedankenführung; Willensinitiative; Gelassenheit; Positivität; Unbefangenheit; Richtungssicherheit. Diese Übungen korrespondieren mit den sechs Komponenten[42] der inneren Haltung: zum Denken, Wollen und Fühlen; zum Weltbezug, Selbstbezug und Geistbezug/Sinnbezug). In der Anthroposophie-basierten Psychotherapie[43] sind dafür spezielle therapeutische Übungen und psychotherapeutische Interventionen erarbeitet und dargestellt worden.[44] Diese Übungen und Interventionen haben sich in der psychotherapeutischen Arbeit in Praxis und Klinik bewährt. Sie gehören zu den wesentlichen Elementen einer Anthroposophie-basierten Psychotherapie.

Anmerkungen

1 Vgl. hierzu: Steiner R., Metamorphosen des Seelenlebens (GA59), Rudolf Steiner Verlag Dornach 1972. Und: Treichler M / Reiner J., Anthroposophie-basierte Psychotherapie, Salumed Verlag Berlin 2019, S. 97–121.

2 Goethe J.W., Die Metamorphose der Pflanze, Hamburger Ausgabe, Verlag C.H. Beck München 1981, Bd. 13, S. 64ff.

3 Steiner R. Theosophie GA 9 Rudolf Steiner Verlag Dornach, Kap IV Leib, Seele und Geist.

4 Die Begriffe Verstandesseele und Gemütsseele werden von Steiner synonym gebraucht, meist verwendet er beide Begriffe, mit *oder* verbunden, aber nicht immer. Vgl. Steiner R., Theosophie (GA 9) und ders.: Metamorphosen des Seelenlebens (GA 59) beide Rudolf Steiner Verlag Dornach.

5 Steiner R., Metamorphosen des Seelenlebens (GA 59), Rudolf Steiner Verlag Dornach, Taschenbuch 1972, S. 81.

6 Steiner R. Metamorphosen des Seelenlebens (GA 59), Rudolf Steiner Verlag Dornach, Taschenbuch 1972, S. 15.

7 Steiner R., Metamorphosen des Seelenlebens (GA 59), Rudolf Steiner Verlag Dornach, Taschenbuch 1972, S. 61.

8 Vgl. dazu: Steiner R., Theosophie (GA 9); Metamorphosen des Seelenlebens GA59; Rudolf Steiner Verlag Dornach; Treichler R., Die Entwicklung der Seele im Lebenslauf, Verlag Freies Geistesleben Stuttgart 1995; Treichler M. / Reiner J., Anthroposophie-basierte Psychotherapie, Salumed Verlag Berlin 2019.

9 Vgl. hierzu Steiner R., Theosophie (GA 9), Rudolf Steiner Verlag Dornach, Kap. IV: Leib, Seele, Geist.

10 Steiner R., Metamorphosen des Seelenlebens (GA 59), Rudolf Steiner Verlag Dornach, Taschenbuch 1972, S. 15.

11 Steiner R., Metamorphosen des Seelenlebens (GA 59), Rudolf Steiner Verlag Dornach, Taschenbuch 1972, S. 61–62.

12 Ausführlichere Darstellung der Seelenglieder auch bei Fintelmann V. / Treichler M., Seele & Leib, Info3 Verlag Frankfurt 2019, S. 81–103.

13 Die Begriffe Verstandesseele oder Gemütsseele werden von Steiner synonym gebraucht, meist verwendet er beide Begriffe, mit *oder* verbunden, aber nicht immer; vgl. Theosophie (GA 9); Metamorphosen des Seelenlebens (GA 59).

14 Steiner R., Metamorphosen des Seelenlebens (GA 59), Rudolf Steiner Verlag Dornach, Taschenbuch 1972, S. 62.

15 Goethe J.W., Vermächtnis, Gedichte, Hamburger Ausgabe, C.H. Beck Verlag München 1981, Bd. I S. 369–370.

16 Steiner R., Metamorphosen des Seelenlebens (GA 59), Rudolf Steiner Verlag Dornach, Taschenbuch 1972, S. 62.

17 Ebd., S. 31.

18 Steiner R., Metamorphosen des Seelenlebens (GA 59), Rudolf Steiner Verlag Dornach, Taschenbuch 1972, S. 20.

19 Steiner R., Theosophie (GA 9), Rudolf Steiner Verlag Dornach, Taschenbuchausgabe, Verlag Freies Geistesleben Stuttgart 1962, S. 35.

20 Steiner R., Metamorphosen des Seelenlebens (GA 59), Rudolf Steiner Verlag Dornach, Taschenbuch 1972, S. 63.

21 Steiner R., Metamorphosen des Seelenlebens (GA 59), Rudolf Steiner Verlag Dornach, Taschenbuch 1972, S. 63.

22 Steiner R., Metamorphosen des Seelenlebens (GA 59), Rudolf Steiner Verlag Dornach, Taschenbuch 1972, S. 76–77.

23 Kiersch J. / Löffler F. in: Plato B. v. (Hg.), Anthroposophie im 20. Jahrhundert, Verlag am Goetheanum Dornach 2003, S. 473f.

24 Steiner R., Metamorphosen des Seelenlebens (GA 59), Rudolf Steiner Verlag Dornach, Taschenbuch 1972, S. 65f, 71.

25 Ebd., S. 77.

26 Treichler M., Von der therapeutischen Haltung, in: Merkurstab 6, 2012 S. 528–533; Treichler M. / Reiner J., Anthroposophie-basierte Psychotherapie, Salumed Verlag Berlin 2019, S. 151–157.

27 Die innere Haltung ist die Seelenhaltung des Menschen, wie die äußere Haltung seine Körperhaltung ist. Sie ist ebenso Ausdruck des Ich in der Seele, wie die (aufrechte) Körperhaltung Ausdruck des Ich im Leib ist. Die Seelenhaltung ist eine dynamisch sich entwickelnde Fähigkeit des Menschen, seine Beziehungen zu sich selbst wie zur Welt, sein Erleben und Verhalten, seine Beurteilungen und Bewertungen den Lebensereignissen gegenüber bewusst und selbstbestimmt zu gestalten. In der

Seelenhaltung liegt die Möglichkeit, sich selbst und die eigene Lebensführung bewusst zu prägen und sich der Sinnhaftigkeit seines Lebens zu öffnen

28 Treichler M., Psychotherapeutische Behandlung einer Patientin mit Anorexia nervosa, Depression und posttraumatischer Belastungsstörung, in: Reiner J. (Hg.): In der Nacht sind wir zwei Menschen, Verlag Freies Geistesleben Stuttgart 2012, S. 303ff.

29 Levinas E., Außer sich, 1991, zit. nach: Gottschlich M.: Medizin und Mitgefühl Böhlau Verlag Wien/Köln, Weimar 2007, S. 108.*

30 Gadamer H. G., Wahrheit und Methode, Gesammelte Werke, Bd. 2, Verlag Mohr Siebeck Tübingen, Taschenbuchausgabe 1993, S. 271.

31 Steiner R., Mission der Andacht in: Metamorphosen des Seelenlebens, 1910, Rudolf Steiner Verlag Dornach Taschenbuchausgabe 1997.

32 Lang H., Das Gespräch als Therapie, Suhrkamp Verlag Frankfurt 2000, S. 215.

33 Steiner R., Offenbarungen des Karma, 1910 (GA 120), Rudolf Steiner Verlag Dornach 1976, S. 195.

34 Gadamer H. G., Über die Verborgenheit der Gesundheit, Suhrkamp Verlag Frankfurt 1994, S. 173.

35 Steiner R., Pastoral-Medizinischer Kurs (GA 318), Rudolf Steiner Verlag Dornach, 1973, S. 160.

36 Steiner R., Meditative Betrachtungen und Anleitungen zur Vertiefung der Heilkunst, GA 316, Rudolf Steiner Verlag Dornach 1967, S. 197 u. 202.

37 Löffler F. zit. Nach: Vierl K., Schicksalshilfe durch Heilpädagogik, Verlag am Goetheanum Dornach 1992, S. 63f. und ders., Psychologie als spirituelle Betätigung, Verlag Freies Geistesleben Stuttgart 1994. Sowie: Treichler M., Psychotherapie aus der Bewusstseinsseele, in: Dekkers-Appel H. / Dekkers A. / Meuss A. R. (Hg): Psychotherapie und der Kampf um das Menschsein, Ansätze zu einer anthroposophischen Psychotherapie, Verlag am Goetheanum Dornach 2001, S. 33–56.

38 Vierl K., ebd.

39 Zur Inneren Haltung: Treichler M. / Reiner J., Anthroposophie-basierte Psychotherapie, Salumed Verlag Berlin 2019, S. 161–195. vgl. dazu auch die Fußnote* auf S.18.

40 Bollnow O.F. Das Wesen der Stimmungen Verlag Königshausen & Neumann Würzburg 2009 S.116.

41 vgl. dazu die sechs „Nebenübungen“, die mehrfach von Steiner dargestellt werden:
Steiner R. Wie erlangt man Erkenntnisse der höheren Welten (GA10);

Die Stufen der höheren Erkenntnis (GA12); Die Geheimwissenschaft im Umriss (GA13) Anweisungen für eine esoterische Schulung (GA245) alle Rudolf Steiner Verlag Dornach. Steiner R. Die sechs Nebenübungen. Die Bedingungen zur Geheimschulung. Verlag Rudolf Steiner Ausgaben Bad Liebenzell 2015.

42 Treichler M. Reiner J. Anthroposophie- basierte Psychotherapie. Salumed Verlag Berlin 2019. S.163–197.

43 Ebd.

44 Ebd. S. 259–270 und S. 291–313.

Titel von Markus Treichler im Info3 Verlag

Markus Treichler
Die Botschaft des Schmerzes
Anregung und Orientierung für Betroffene, Ärzte und Therapeuten
Info3 Verlag, Frankfurt am Main 2017
176 Seiten, 18 farbige kunsthistorische Abb.,
Klappenbroschur, € 22,00
ISBN 978-3-95779-056-9

Volker Fintelmann, Markus Treichler
Seele & Leib in Gesundheit und Krankheit
Ein Beitrag aus der Anthroposophie
Info3 Verlag, Frankfurt am Main, 2019
506 Seiten, Klappenbroschur, € 26,00
ISBN 978-3-95779-106-1

Weitere Titel zur Medizin aus dem Info3 Verlag (Auswahl)

Volker Fintelmann
Die Wiedergewinnung des Heilens
Wege zu einer christlichen Medizin
Info3 Verlag, Frankfurt am Main, 3. Auflage 2018
216 Seiten, Klappenbroschur, € 19,90
ISBN 978-3-95779-052-1

Olaf Koob
Wenn die Organe sprechen könnten
Grundlagen der leiblich-seelischen Gesundheit
Info3-Verlag, Frankfurt am Main, 8. Auflage 2020
232 Seiten, Broschur, € 18,90
ISBN 978-3-95779-045-3

Olaf Koob
Kranke Haut
Organische und seelische Ursachen
Info3 Verlag, Frankfurt am Main 2020
112 Seiten, Klappenbroschur, € 12,90
ISBN 978-3-95779-120-7

Frank Meyer
Besser leben durch Selbstregulation
Ein heilsamer Begleiter durch Gesundheit und Krankheit
Info3 Verlag, Frankfurt am Main, 3 Auflage 2011
272 Seiten, Broschur, € 18,00
ISBN 978-3-924391-56-0

Frank Meyer
Das Geheimnis der Metalle
Vom Mythos zur praktischen Anwendung in der Anthroposophischen Medizin. Mit zahlreichen praktischen Anwendungsbeispielen!
Info3 Verlag, Frankfurt am Main, 2. Auflage 2016
136 Seiten, Klappenbroschur, € 14,00
ISBN 978-3-95779-043-9

Onkologie auf anthroposophischer Grundlage

Band 1
V. Fintelmann, M. Treichler (Hg.)
Zum Verständnis der Krebskrankheit
Buchauflage 2014
238 Seiten, Broschur, ISBN 978-3-95779-013-2

Band 2
V. Fintelmann, M. Treichler (Hg.)
Die Mistel als Krebsheilmittel
Buchauflage 2014
238 Seiten, Broschur, ISBN 978-3-95779-014-9

Band 3
M. Treichler, V. Fintelmann (Hg.)
Begleitende Therapien in der Krebsbehandlung
Buchauflage 2015
286 Seiten, Broschur, ISBN 978-3-95779-015-6

Band 4
Gunver Sophia Kienle, Markus Treichler,
Volker Fintelmann (Hg.)
Methodologie und Wirksamkeitsnachweis der anthroposophischen Krebstherapie Kasuistik und Übersicht klinischer Studien
Buchauflage 2016
238 Seiten, Broschur, ISBN 978-3-95779-016-3

Je Band € 19,90
Vier Bände zusammen: 1008 Seiten, € 49,90
ISBN 978-3-95779-060-6

Aus der Arbeit der Carl Gustav Carus Akademie, Hamburg

Eva-Marie Batschko, Susanne Dengler
Praxisbuch der Rhythmischen Massage nach Ita Wegman
Zeichnungen von Nadja Holland
Verlag Joh. M. Mayer, Stuttgart, 2011
96 Seiten 105 zweifarbige Abbildungen, Broschur, € 22,00
ISBN 978-3-86783-018-8

E-Book in English language available.
Title: Practical Book of Rhythmical Massage Therapy

Eva-Marie Batschko
Einführung in die Rhythmischen Einreibungem
Nach Wegman/Hauschka
Zeichnungen von Nadja Holland
Verlag Joh. M. Mayer, Stuttgart, 2. Auflage 2011
148 Seiten, zahnreiche zweifarbige Abbildungen, Broschur, € 24,00

E-Book in English language available.
Title: Introduction to Rhythmical Einreibung

Beide Titel zusammen als Buchpaket € 29,90

Titel der Autoren aus anderen Verlagen (Auswahl)

Volker Fintelmann: *Intuitive Medizin.* Theorie und Praxis der Anthroposophischen Medizin. Haug Verlag, 6. Auflage 2016

Volker Fintelmann, Kenny Kuchta: *Lehrbuch Phytotherapie.* Haug Verlag 2016

Markus Treichler, Johannes Reiner: *Anthroposophie-basierte Psychotherapie.* Grundlagen – Methoden – Indikationen – Praxis. Salumed Verlag 2019

Markus Treichler: *Sprechstunde Psychotherapie.* Verlag Urachhaus 2007

Johannes Reiner (Hg.): *In der Nacht sind wir zwei Menschen.* Arbeitseinblicke in die anthroposophische Psychotherapie. Verlag Freies Geistesleben 2012

Johannes Reiner (Mitautor) in Wolf-Ulrich Klünker: *Psychologie des Ich.* Verlag Freies Geistesleben 2016

Johannes Reiner: *Sieben Schritte der Selbstwerdung.* Inspirationen für die Psychotherapie. Verlag Freies Geistesleben 2019